内科医
内田久子 著

医師として母として

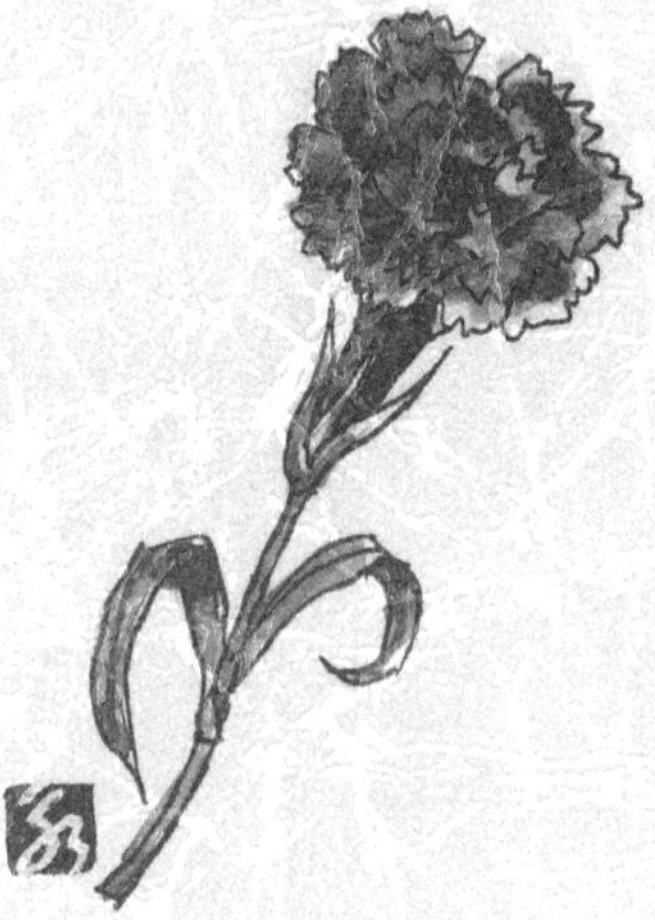

日本教文社

はじめに

今年（平成十五年）私は喜寿のお祝いをいただき、改めて自分の年齢に驚いています。

三十代には医学不治の病気をくり返して、四十歳まではもつまいと言われ、最後に敗血症で幽明境をさまよった時、地球上に忘れ物を思い出して、〝何くそッ〟と力《りき》んだ瞬間に息を吹き返しました。

その忘れ物というのは、『生命の實相』にふれることでした。そこで本当の神を知り、永遠不滅のいのちを知り、肉体も環境も自分の心で自由自在に展開できる真理を教えられて、私は歓喜勇躍したのでした。

この原理を治病や教育に生かし、肉体医療を越えた全生命的医療（生命医療）としての体験を、三冊の本にして先年出版させていただきました。

今回は、未発表の私の原稿に筆を加え、幼時《ようじ》から二十代までの子どもを持つ家庭を、メインの対象としてまとめました。

現在、学校崩壊や、青少年の非行問題の起る原因として、学校や社会の他に、家庭環境の良し悪しが問われていることを考えますと、家庭のもつ役割をおろそかには出来ません。

では、良き家庭はどうしたら出現するのでしょうか？

それには先《ま》ず、親が健やかな「心」と「体」を育てる秘訣（コツ）は何かを知ることです。

たとえ子どもが現に悪い状態を現わしていても、「あんたはほんとは良い子だよ」と言って、子どもの本物（実相）を心で念じ、呼びかけていますと、やがてきっと良き姿が現われてまいります。このように〝観方を変える〟ことが、本当の愛の教育なのですね。

又、子どもは実に親をよく見ています。

中心がしっかりしていれば、思春期になっても子どもが揺れることはありません。その中心は、家庭に於ては「父親の存在」です。

私の家は母子家庭なので、亡き両親や夫に感謝の供養をし、「おじいさんやおばあさん、お父さんはこんな人だったよ」と、時々に子供に話しています。

仕事で不在がちな父親のすばらしさを教えてあげるのは、母親の大切な役目です。

それから次に、家庭の秩序と同様に、食事にも秩序があります。

(1)主食、(2)副食、(3)間食、(4)嗜好《しこう》品、といった順序が乱れて、主食の米飯を減らし、副食を多く食べる〝主副逆転〟の習慣が、いつの間にか「心」と「体」に歪みを与えていることに気付きます。

第三章は、私と息子の関わりの中での様々な人生体験ですが、これはとても常識で解決できるものではありません。

禍《わざわい》転じて福を迎えることが出来たのは、ひとえに生長の家のお蔭でございます。ひたすら御教えを学び、実践している私を見ていた息子は、二十年間の非行の末、遂に、「僕が生長の家の後継ぎをするから、安心して下さい」と、畳に手をついて申す時が到来し、全く夢のような気がいたします。

今現に、子どものことで悩んでいる方々に、少しでもお役に立ちましたら、何よりの幸せでございます。最後に、日本教文社第二編集部の永井光延前部長、稲田佳子さんをはじめ、お世話になりました皆様に心から感謝申し上げます。

合掌

平成十五年七月七日

著者しるす

医師として　母として　目次

はじめに

第一部　子どもと親

第一章　子どもの心と体

1　子どもは正直――幼児・小学生　14

①大人の心の内を見抜く　14
②「きっとお医者さんになれる」　18
③子どもの偏食？　23
④上の子が下の子をいじめる　25
⑤問題の解決の基本となるもの　28
◇「観方」を変える　28
◇諸問題の解決方法として　29
◇讃め方　30
◇叱り方　32

2　学校教育の中で――中学生・高校生　35

①反抗する子もしない子も　35
②「個性」や「才能」の見つけ方　38
③不登校　40
◇中学一年生の不登校　40
◇母親の想念　43
④学校教育と生長の家の教育　45
⑤本当の日本を知るチャンス　48
⑥子どもの将来を祈るとき　52

3　性について――中学生・高校生　58

①「医学的に説明して下さい」　58
◇「心」で血液が弱アルカリ性にも酸性にも　64
②性について本人が質問してきた時　66
◇私の息子が中学一年になった時の出来事　67
③ヌード写真をあつめる　70

4 巣立つ子どもに最高の〝放つ愛〟を——大学生・社会人 74
① 心電図に現われた父親の思い——ある日の外来診療で 74
② 全財産を浪費癖《へき》の娘に渡す 78
③ 「神の子」を信じ通す母親の愛 83

5 よりよい食習慣を——子どもの食事 89
① 健康な心身は正しい食習慣から 89
② 毎朝煮干しを五匹 94
◇ 欧米に比べ少なかったわが国の骨粗鬆症《こつそしょうしょう》患者 94
◇ 骨粗鬆症の予防対策 95
◇ まとめ 96
③ 食事の意義 98

6 家庭教育の基本は仲の好い夫婦 103
① お互いに「ハイ」を実行 103
② 主導権を妻が握ると 110

③ 赤血球は男性原理、白血球は女性原理 114
④ 宇宙を貫いて存する法則 116

第二部 医師として、母として生きて

第二章 医師の立場から

1 私の診療方法 122
① 患者さんを礼拝する 122
② 善事だけを認める 124
③ 感謝の心をこめて 128
2 生命が伸び伸びとする方法 133
① 深呼吸の効力 133
② 「笑筋」さん——表情筋 142

3　医学と正しい宗教の融合　149
①　症状に感謝する心をもとう　149
◇〝痛いさん、ありがとうございます〟　152
②　神業の転勤　155
③　我が内なる声に〝ハイ〟　164
④　ある医学生と父親の悩み　170

第三章　我が家の体験――〝ハイ〟の効用

1　新たな日々のはじまり　173
◇〝この教えは本物だ！〟　173
◇直通する親子の心　178
――それまでのいきさつ――　179
◇「ハイ、すみません、ありがとうございます」　182
◇天井から〝ありがとう〟が降ってきた　188
2　息子の自壊作用　192

◇信じて待つ　192
◇キハツに感謝　194
——教頭先生の御注意も拒否——　195
——キハツに感謝——　196
◇音楽入りの聖経読誦　201
◇親の離婚を知る　202
◇「生きます!!」　206
◇〝明日死ぬと思え！〟　211

3　息子のすること、何でも勉強　218
◇定時制高校進学　218
◇定時制から通信制へ——〝本来の日本の心〟とは　223
◇禍転じて福に——警察署に伝道　229
◇工場勤務と新聞配達——何もかも捨て切ったとき　232
◇復学の意欲を固める　236
◇息子の独学勉強法　237

4　息子の転機　243
◇肝炎　243
◇夢のような毎日　247

第一部

子どもと親

第一章　子どもの心と体

1　子どもは正直――幼児・小学生

①大人の心の内を見抜く

生長の家大講習会が大阪城ホールで行われていたある年、私は託児奉仕のお役をいただきました。

早速「生長の家の教育」の実習の場が与えられたのだと、よろこび勇んで出かけたのですが、いざその場に入ってみると、どうも簡単にはゆかないことが判りました。

飛んだりはねたり、子どもの生命は躍動して片時《かたとき》もじっとしていません。始めの内はお互いにまだ物珍しいところがあって、

「先生、鶴を折って頂戴」

色紙を持ってくると、ハイハイと、楽しくお話をし乍《なが》ら折紙をしたり、一緒に童謡を唱ったりして、久しぶりに童心にかえり、子どもさんと一緒に楽しんでいました。

「先生、ありがとう」

と言われると、さすがに生長の家のお子さんだこと、と感心したりうれしくなったり。

それに幼い子どもは同じことを何度でも尋ねますが、その度に何度でも答えていると、やがて納得します。

ところがいつまでもこんな状態が続きはせず、大人のこちらの方が疲れてきて、同じお相手をするのが苦痛になってきたのです。

自分の子供を育てる時は、親の私も年齢が若かったものですから、あの頃流行したテレビマンガのパーマンのお面も、子供の要求する度に毎日毎日画用紙にクレパスで色を塗って切りぬき、耳にかけるゴム輪をつけていくつも作っていました。

何年か経って押入れの片付けをしていると、その頃のお面が五十枚も出てきたので、愛情とはいえ当時の根気よさに我ながら驚きます。

やがて子供の成長と共にこちらも老齢になって、次第に面倒なことから解放されてきました。

ところが託児室では一度に五十人以上のお子さんにとり囲まれてのお世話ですから、平素馴《な》れない騒音と飛びはねるのとで神経がまいってしまいそうです。

大講習会を三万人の方々に安心して気持よく真剣に受講していただく為の大切な奉仕ですから、とにかく常に〝うれしたのし〟と念じつづけました。

やがて午後になってくると、頭もぼーっとしてきたので、そうだ、みんなでお昼寝をしよう、そうしたら少しは静かになり、こちらも一休み出来ます。

「みなさーん、おひるねの時間がきましたよ。みんな一緒に寝て、お話ししてあげましょうね。先生のそばにいらっしゃーい」

すると、走りまわっていたのを止《や》めて、何人かは私の前にゴロンと寝ころび始めました。

「みんな神の子、よい子さんたちね。おねんねして神様の夢を見ましょうね」

と声をはりあげると、ボールや風船で遊んでいた子どもたちも、

「神様のゆめを見るんだって、面白そうね」

と言い乍ら集まってきてゴロン、ゴロゴロ、キャッキャッとよろこんでいます。

その時、三歳位の小さな女の子が私の前につかつかと寄ってきて、

「先生、わたしらやかましいから、おとなしくさせようと思ってるのでしょう。〝神の子、よい子〟だなんて讃《ほ》めたら言うこと聞くと思って。誰が聞くもんですか！」

口をゆがめてこわい顔してにらみつけるのです。

私はびっくりして思わず、

「お嬢ちゃん、あなたの言う通りね。先生がまちがっていたわ。よく注意してくれてありがとう」

こちらの都合で考えていた大人の心の内を、見事に見抜かれていたのです。

〝子どもは何と純粋だこと!〟

しかし何と小憎《こにく》らしいような小賢《こざか》しい子だと、一瞬月並みな思いがよぎりましたが、反省の機会を与えられたのだと、日頃の信仰姿勢に戻り、その場で懺悔《ざんげ》し、瞑目《めいもく》合掌、大講習会の奉仕は、ただならぬ「行」であったのです。

『人類光明化運動が何よりも生長の家大神の主宰し給う神様の運動であり、神意天下《あまくだ》ります総裁先生(当時)からご指導をうける講習会は光明化運動の中心をなすものであり……』

と、このようなまことに意義深い講習会でありますから、奉仕にもその自覚が大切です。

口先だけで言うのではなく、先《ま》ず率先垂範《そっせんすいはん》、生長の家では不言実行ではなく、「有言実行」であると教えられています。

「お昼寝しましょう」と声をかけ乍ら自分が起きていてはいけない、先ず私が毛布の上に横になって目をつむらなくては。

そうしたらどうでしょう、今まで賑《にぎ》やかだった場内が忽《たちま》ち静かになったではありませんか。しかしあの反発お嬢ちゃんだけは依然としてとびまわっています。

〝あのお嬢ちゃんも、ここにいる子どもさんも、みんな神の子よい子、みんな大好き大好き〟と、祈りつづけていました。

暫《しばら》くして私の手に何かコソコソ触れる感じがしたので、うす目をあけて見ると、あの女の子が傍《そば》で寝ころんで目をつむり私の手をさわっていたのです。やがて閉会の時間になり、女の子のお母さんは乳児託児所から赤ちゃんを引きとって、フーフー云い乍ら一番最後に迎えに来られました。母親がお礼をのべられる横で女の子が、

「ママ、この先生によーくお礼言ってね。ものすごくお世話になったんよ。先生ありがとう。ワタシね、先生ダーイスキヨ！」

こんな思いがけない言葉を残して何度もふり返り、手を振り乍ら帰って行かれました。私は大講習会がくる度に、あの感動がいつも思い出されるのです。

②「きっとお医者さんになれる」

生長の家宇治別格本山の「長寿練成会」（合宿して生長の家の教えを学び実践する集い）出講のため、朝早く家を出ようとしますと、息子はいつになく、

「今日は阪急京都線に乗って、京都廻りで宇治に行けよ」

と申しました。

私の家からは、大阪へ出て京阪《けいはん》電車で行く方が三十分ばかり早く着けるのに、困ったことを言う子だなあ、と一度は思ったものの、神の子の言葉を素直に受け止めて、京都廻りで行くことにしました。

お蔭で電車も都合よく乗り継げてまことに快調。

ところが、京都を出た次の駅から京阪電車内に、遠足らしい小学生の一団が乗り込んできて、車内はピイチク、パアチク、それはそれは賑やかで、高い声が耳をつんざくようです。

先生方は馴れておられるでしょうが、今日の講話のテキストに静かに目を通していた私はたまりません。その時ふと、かつて生長の家創始者である谷口雅春先生が、

「うちの清超先生（現・生長の家総裁）は、四人の小さい子どもたちが遊び騒いでいる中で執筆しているのには感心する」

と、当時の「生長の家」誌にお書きになっていたことを思い出しました。

するとどうでしょう、今迄の騒音がまるで小鳥のさえずりのように心地よく、伴奏入りの読書に変ったのでした。

顔をあげて見ると、前の子どもさんと目が合ってニッコリ、左隣りの女の子と又ニコッと……。何だか楽しくなってきました。

「遠足ですか、何年生？」

「三年生です。宇治の太陽が丘に行きます。アスレチックがあって面白いとこですって」

こちらが丁寧に対しますと丁寧な言葉が返ってきます。その時、右隣りに坐っていた男の子が、私の著書である『生命医療を求めて』をじーっと見て、

「その本一寸《ちょっと》見せて頂戴。この絵は何ですか」

「これはね、体の中の肺や心臓、それにおなかの胃腸や肝臓の図が書いてあるのよ。おばさんはお医者さんですから、内臓の様子やふしぎな働きについてわかり易く書いたんですよ。面白そうでしょ」

と説明してあげますと、彼はうなずき乍ら、いつまでも目を離しません。

「おばさん、こっちにいるAさんはお医者さんになりたいんだって。前に幼稚園の先生も、Aさんはきっとお医者さんになれると言っていたよ。それでね、みんなで〝なれる、なれる〟と

言ってあげるの」

「そーお、えらいですね。みんなも人のため、日本の国のためにお役に立つ人になりましょうね。おばさんも皆さんと同じ小学校三年生の時に、将来は立派なお医者さんになろうと決心したんですよ」

すると、左隣りの女の子が私のそばに顔を寄せてきて、

「おばさんはお医者さんだから、それで優しいのですね」

そっとこんなことをささやいてくれたのです。何と素直で純真な神の子さんでしょう。私は感動で胸が熱くなりました。

右の男の子はと見ますと、もう間もなく終点だというのに、私の本をしっかりかかえこんでいます。

「あなた、この本そんなに気に入ってるの」

こっくりとうなずくので、

「そーお、それだったらあげますから、先生やお母さんに読んでもらってね」

こんなやりとりに気付かれた女の先生はつかつかと来られるや、こわい顔をして、

「イケマセン!!　もらってはいけません!!　早くお返しなさい！」

とはげしい口調です。それでも男の子はしっかり持って離さないので、

「私は内科の医師です。これは〝心と体のふしぎな仕組み〟について医学的にわかり易く書いた私の本でしてね、日本図書館協会の選定図書に選ばれていて、全国都道府県の図書館におかれていますので、決してあやしい本ではございません。


このお子さんが何となく気にいられて離されませんので差し上げますから、先生が一度お読みになってから、生徒さんにお話ししてあげて下さいませ」


と申し上げますと、先生はにこやかになられ、

「そうですか、それでは学校の図書館にいただきます。ありがとうございました。B君よかったね」


先生のお言葉に安心して周りの生徒さん達も、

「B君よかったね」

と、とても嬉しそうです。

「それじゃ、あなた代表で持って下さいね」

彼のリュックサックのふたをあけて入れてあげると黙ってうなずき、とても満足そうでした。

京阪の宇治駅で一行とはお別れですが、先生は丁寧に頭を下げられ、生徒さん達はいつまで

も手を振って下さいました。

この車中のひと時の、素晴らしい小学生達の有様を見ていますと、つね日頃の先生方の教育姿勢と共に、家庭での親御さん方の様子までが彷彿《ほうふつ》としてまいります。

今朝家を出る時、「京都廻りで宇治へ行け」と言った息子の言葉を素直に受けると、こんなよいことにめぐり合えるとは、思いもかけず、お蔭で、いつまでも心温まる余韻が続きました。

③ 子どもの偏食？

ある日、外来診察室にアトピー性皮膚炎のお子さんを連れて来られた母親が、

「この子は野菜や小魚が嫌で、やかましく言っても聞かないで、卵や肉ばかり食べるのですよ。先生、きびしく注意してやって下さい」

と、とても困惑の様子です。そこで、

「あなたが嫌いなのは先生もよくわかるけど、体さんは色々な食べ物をほしがっているんですよ。特に体が発育する時は、御飯や野菜、小魚などを食べると体がしっかりして、血はきれいになるし、骨組みも丈夫になるし、集中力も出てきますよ。

お母さんにお食事の作り方をお話しして作ってもらいますから、体さんに食べさせてあげて

下さいね。よーくわかってくれてありがとう」

と子どもさんに説明して、既に理解してくれたように感謝しますと、

「うん、僕、約束するよ。これから野菜や魚も食べます。あのね、ほんとはママが野菜を洗うのが面倒やとか、魚は臭《くさ》いから嫌だとか言って作ってくれないの」とのこと。

子どもは正直ですね。

このように子どもの偏食についての質問はよく受けますが、すぐに実行するかどうかは別として、子どもにはその道理をきちんと説明してあげれば必ず理解するものなのだ、ということを信じて、

「あなたはいやかも知れませんけど、体さんには色々な食べ物が必要なんですよ。それに肉や卵などの蛋白質《たんぱくしつ》が消化される為には御飯や野菜の含水炭素《がんすいたんそ》がいるのですよ。知らなかったでしょ。お母さんに野菜料理のことをお話ししときますからね。よく判ってくれてありがとう」

と申しますと、

「うん、よくわかった。これからお母さんの言うことをよく聞いて何でも食べるよ」

と答えてくれます。

以前放送されていた朝の連続テレビ小説でも、おじいさんは本当は孫がかわいいのに、

「やわらかい物ばかり食べて！　小魚や固い物を食べないと骨が丈夫にならんのだ！」

と、こわい顔をして、きびしい口調で注意されるものですから、

「おじいさんはボクがきらいなんだ」

と泣きべそをかいているシーンがありました。

本当は子どもには本来偏食はなくて、みんな親が、大人が言葉で作っているのです。食べ物の好き嫌いだけでなく、学科でも、担任の先生に対しても、好き嫌いを言う時期が誰にでもあるものですが、親が、

「あら、そうなの」

と、まじめに相づちを打ってそのまま気に止めないでいますと、やがて〝風と共に去りぬ〟で、自然にその時期は通過するものです。

とにかく余りひっかからないで、物事の判断力の目覚めを信じ、色メガネをはずして〝本当は好きなのだ〟と、平静な眼で見守ってあげることが大切だと思います。

④ 上の子が下の子をいじめる

ある時、次のような問題をもって若い母親が相談にこられました。

三歳半の上の男の子が、最近とても乱暴やいたずらがひどくなり、母親が叱ると陰で十一ヵ月の妹をたたいて泣かせる、これを叱ると次に友達に意地悪するという悪循環が起り、来月から幼稚園入園なのでお友達に乱暴しないかと、とても心配をされていました。

以前多発した〝十七歳の犯罪〟は学校で優秀な生徒が多いと言われていますが、この坊やもとても賢いお子さんだと思います。

イギリスの児童教育の先駆者ニイルは、

『およそ問題の子供というものは決して存在しない。存在するのはただ問題の親ばかりである』と鋭く指摘しています。

子どもは親から平等に愛されたい、特に重要視されたい、という切なる願いをもっています。独《ひと》り子の時には可愛がってもらい、自分の言い分も通っていたのに、下に赤ちゃんが生まれると、お母さんは赤ん坊の世話に追われてかまってもらえません。その上、「あなたはお兄ちゃんでしょ」と用事を言いつけられたりすると、母の愛をすっかりとられたと思いこみ、妹がにくらしくなっていじめる気持が、第三者からはよく分りますね。そこで、

「あなたもママのお腹の中で、この赤ちゃんのようにかわい、かわいしてきたのよ。そしてママのお乳をのんで大きくなったのよ。お兄ちゃんも妹の○○ちゃんもパパとママの大切な大切

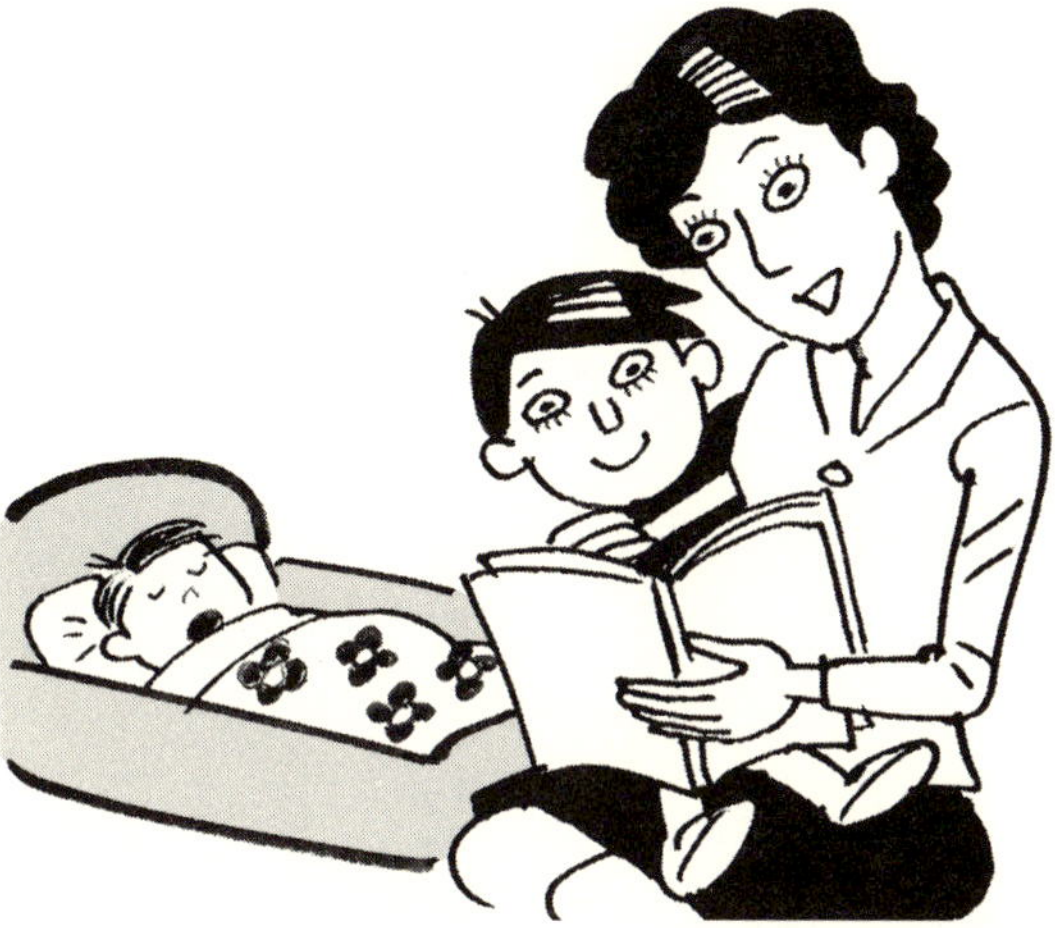

上の子をしっかり抱きしめ、コトバで母親の愛情を示すことが大切

な宝物ですよ」

と、ボクの手を握りながらお話ししてあげましょう。

忙しいでしょうが、赤ちゃんの眠っている時をみて、お兄ちゃんをしっかり抱きしめてあげ、童話を読んであげるとどんなによろこばれることでしょう。そして坊やの良い所をご主人にも報告しましょう。

このようにしてお母さんからの愛情が充《み》たされると、素直にお手伝いをしたり、妹さんをかわいがるようになって、入園後の心配も解消されます。

ご先祖や両親に感謝し、一家の中心であるご主人を立てた夫婦仲好《なかよ》い家庭の雰囲気は、子どもにとって何よりのオアシスなのですね。

どんな親も子どもはみんな可愛いものですが、愛はコトバで表現しないと子どもは愛されていないように思って悲しくなり、おとなしい子は「寝小便」をしたり体調が悪くなったりします。行動的な子は、今までお話ししたような様々な言動であらわすことが多いです。学校での「いじめ」もやはり家庭での愛の欲求不満が子どもの心の奥底に秘められているようです。

⑤問題の解決の基本となるもの

◇「観方」を変える

親が子どもをどう見るか――子どもの欠点ばかりを見て、「だめな子だ！」「わるい子だ！」では、よくないところだけを子どもに印象せしめて、伸びようとする生命を萎縮《いしゅく》させてしまいます。そして「コトバの力」によって、コトバどおりの状態を現わしてしまいます。

子どもの内にある本ものを引き出すには先ず「観方を変える」ことが大切です。それにはホンモノ（実相）とアラワレ（現象）とをはっきり区別します。

「観方」を変えなかったら、たとえ良きものがあっても出てこないのです。

これは〝観の転換〟といって、とても大切なことだとされています。

教育の基礎となるものは、何といっても人間の内部に「神が宿っていることを信じること」

です。その円満完全性を信じて心でジーッと観ること、更に善き言葉で長所を認めて讃《ほ》めることによって、内在の善きものが引き出されてくるのであると、生長の家の教育法では教えられています。

◇諸問題の解決方法として

従来の一般の方法（常識）では、大抵人間の悪いところを見付けて、「ここが悪いから直せ」という風に、悪を認めて、注意・叱責してその悪を根絶しようとします。これは悪い子を善い子にしようとする考え方でありまして、これでは「認めたものが現われる」という『心の法則』により仲々改善されません。

それでは「もう勝手にしたらよいわ」と放任すると、悪くなる一方です。（これは非常識）

では一体どうすればよいのでしょうか？

常識を一寸超えた〝超常識〟、つまり、本当はやさしい善い子だのに、こんなことをせずにはおれないなんて、かわいそうになあ、と相手の立場に立って先ず〝同悲の心〟で接します。

次に、表面の姿はニセモノだと否定し、「自分の子どもは神の子であり、無限の善きものをもっている」と、〝心の眼で観ること〟です。そして、

「あなたは神の子で、無限力があるのだから、やれば何でも出来るのですよ」と、長所を認めて讃めながら、くり返し子どもに言って聞かせることです。

◇讃め方

子どもの長所が少しでもみつかれば、探し出して讃められるでしょうが、悪いことばかりして何一つ讃められるところや、善き性質が現われていないように見える時にも、その子の本質には無限の善徳や、よき性質や、よき行為が宿っているのであるから、〝徳目《とくもく》が既にあるかのように讃めるコトバを使う〟ならば、そのよき本物が、その讃められた方向に浮び上がってきて、その子どもが本当に善くなってくるのである、と生長の家では教えて下さっています。

〝徳目が既にあるかのように……〟

何というすばらしい言葉でしょう。

例えばある時、いたずらばかりしてクラスの困り者であった男の子に、

「あなたはほんとはやさしい人ね、きっとみんなによろこばれるようになりますよ、先生はお医者さんだからよくわかるの」

と、既に徳目があるかのようにお話ししたところ、目を輝かせて、

「ボクもういたずらしないよ、先生、約束します」

と本ものが浮び出てきて、それきりおだやかになったことがありました。

「生長の家の教育」では、〝問題児も劣等児も本来なし〟、みんな神の子であり、問題児は優秀児の仮の姿だと申します。

問題を起す子は、心の中が悲しみと淋しさで一杯なのですね。

子どもは素直で純粋ですから、家庭環境、殊《こと》に両親の心の中をデリケートにキャッチしているものです。

両親が神仏を敬い、親に感謝し、夫婦仲むつまじい穏やかな家庭環境では、子どもは何となくフンワカフンワカと情緒が安定しています。

そこで子どもに何か問題が生じた時は、家庭内に一見波風が立っていないように見えても、家族同士の心の中に不調和な〝光化学スモッグ〟がただよっていないかをかえりみることです。

「生長の家の教育」は子どもだけの教育ではなく、〝ゆりかごから墓場まで〟、すべての人に応用できる正しい教育法であります。

◇叱り方

このように「人間神の子」の人間観を中心にした、よき言葉の力で引き出す讃める教育法を教えられていますと、叱ってはいけないのか、悪いことをしたときにはどうすればよいのか、と時々質問を受けることがあります。

子どもの神性を信じていれば、叱るべきときは遠慮なく叱れます。

私は平素は優しいのですが、ある晩のこと、食事をしながら、息子が相変らず今までの不満を吐き出していた時、突然頭上からピピピーッとインスピレーションが降ってくるや、私は思わず、

「長い間辛い思いをさせて本当に申しわけなかったと思ったから、あんたが色々問題を起しても母さんは怒らずに、黙っておわびに廻っていたのに、いい気になって少しも改めようとはしない。今日という今日は我慢ならん！ もういいかげんに止《や》めんかーッ!!」

と大声でどなってしまったのです。

「お母さん、そんな大きな声出したら外へ聞こえて恰好悪いで……。

本当に悪いことをしてごめんなさい。僕には何にも小言を言わないで黙ってあやまりに行ってくれていたんか。ちょっとも知らなかった。本当にすみませんでした」

畳に両手をついて、息子は深々と頭を下げました。これはフッと浮んだことをそのまま吐き出したことで、決してあれこれ考えて叱ったのでも、感情的になったのでもなかったので、それから息子の態度が改まりました。

以前にテレビで放映されていたことですが、非行グループの五人の少年たちのインタビューで、彼等は口を揃《そろ》えて、

「センコー（先生）はオレたちが暴《あば》れるとこわがって、見て見ぬふりをするか、いやにヘラヘラやさしくするので余計腹が立って暴れてやるのだ。悪いことは悪いと、もっとしっかり叱ってほしいのに」

とまじめに話しているのを聞いて感心しました。

茶髪で異様な服装をした後姿でしたが、何といじらしいこと。本当は優しく純真な少年達なのですね。暴力、暴言の裏には、〝愛されたい、理解してほしい、まごころをもって真剣に接してほしい〟という願いがかくされているということは、専門家の討論会でも発言されていましたが、現実にそれをどのように対処したらよいかが難しいようでした。

同じ叱るのでも、子どもの「認められたい、愛されたい」という思いをくみ取りながら注意するのと、子どもの人格を否定したり、「努力してもムダだ」と暗示するように叱るのでは、

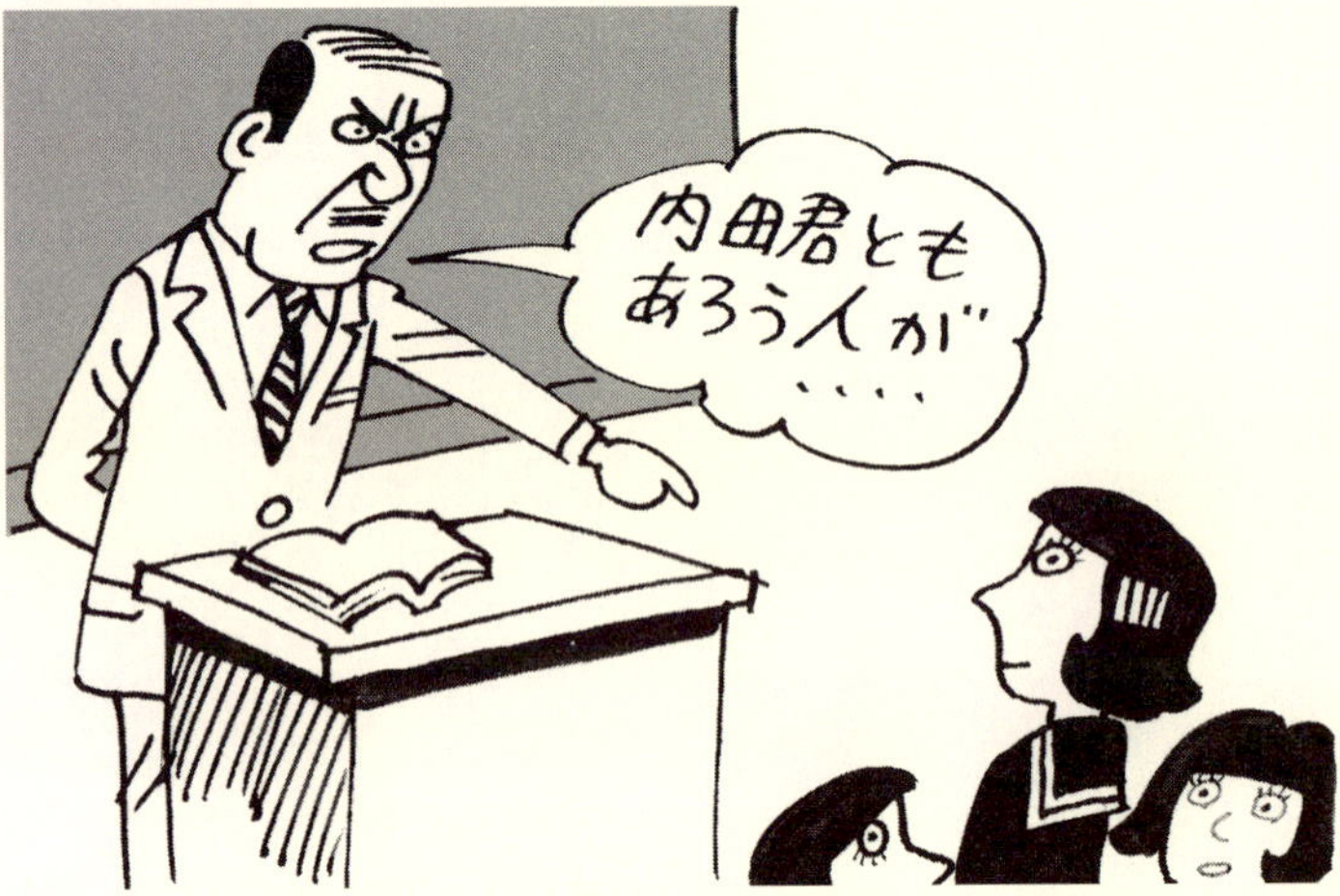

子どもの思いを汲み取った叱り方

まったく違ってきます。子どもの潜在意識に「自分は愛されている」「良い人間である」と感じてもらうことが大切であります。

これは私の女学校三年生（十六歳）の時のことですが、

「内田君ともあろう人が、どうしてこんなことをしたのか!!」

と授業中にみんなの前で叱られた先生のお言葉が、こわかったけれど先生が私を認めて下さっていたのだと、今でもほのぼのと思い出されてまいります。

2　学校教育の中で――中学生・高校生

①　反抗する子もしない子も

最近中学生や高校生で、骨折したり、胆《たん》のう炎や肺炎、湿性肋膜炎《しっせいろくまくえん》などで入院されることがよくありますが、大抵のお母さんは、

「学業が遅れる」

といって心配なさいます。

それはよくわかりますが、私はいつも、

「この年頃に入院の経験をされてよかったですね。若い時に辛い目にあった人は無理をすると体を傷《いた》める上、両親にも大変心配をかけるという〝反省の機会〟を身をもって味わわれるので、今後の人生にとって必ずプラスになりますよ。

それに若い時の方が回復も早いですし、家庭をもったり、社会に出てから病気になると、家族や職場にまで迷惑をかけることになりますでしょう」

とお話ししますと、ほっとなさいます。

私も猪突猛進型で、母の注意も聞かずに随分無理をしたり、取り越し苦労や劣等感などの精神的ストレスも重なって、医学難治の病気をくり返しましたが、その度に母は、

「仕方がない、あきらめような」

と申すものですから、何度もあきらめる練習を余儀なくさせられました。

遂に敗血症の死の渕《ふち》から生き返った時に、初めて上司や親の忠告は素直に守らないといけないことを痛切に体感体得でき、長い年月病苦の私をいやな顔もせずにあきらめながら支えてくれた両親に改めて感謝したことでした。

四十七歳にして「生長の家」の、

『人間神の子・本来病《やまい》なし、

肉体も環境もわが心の影』

という根本真理に御縁をいただいたとき、様々な迷妄の私の過去は、この貴い御教えにふれる為の道程であったのだと、どれ一つ無駄ではなかったことをありがたく思えたのでした。

思春期は子どもから大人に移行する体の変調時なので、心身の不安定な状態が言動に現われ、最近では世相《せそう》の影響から更に過激な非行に走るようになるのもこの年頃です。

ところが、優しくおとなしくて頭のよいお子さんは、言動として表わさずに心の中に抑えてしまう習慣があるものですから、これが精神的ストレスとなって前述のような病気に具象化されることが屢々《しばしば》見られます。

どの親御さんにお尋ねしても、

「今まで少しも親に反抗せず、よく勉強する〝いい子ども〟でしたので、余計かわいそうでしてね、どうしてこんな病気になるのでしょうか」

とおっしゃいますが、これは親の都合からみた〝いい子〟であって、非行に表わすのと同じ位の不満を心の中に秘めていたことにも気付いて、親の姿勢を反省していただきたいと思うのです。

このような時にも、母親が先走らずに、一家の中心者であるご主人によく相談して、その指示に従うことが何よりも大切です。

「じたばたせずに、病院の指示に従って、しばらくそっとしてやれ」

と大抵のご主人はこのようにおっしゃいます。

母親というものは、目先のことが気になって右往左往するものですが、一般に父親というものは遠くを見通せる能力がそなわっておられるものですから、問題が生じた時だけでなく平素からもご主人に、又、子どもが成長した時には子どもにも人格を認めて相談しますと、案外よい智慧が得られるものです。

②「個性」や「才能」の見つけ方

人間の「個性」や「才能」というものは、それと同じものが二つとない、この世に一つしかないかけがえのない尊いもの、人と比べてすぐれているとか劣っているとか比較することが出来ないものです。神様は人間一人一人の中にこの個性という宝物をうえつけて下さっているのです。

十人十色、百人百色、六十億人中六十億色、体の構造は全人類がみんな同じであっても、顔や指紋が全部違っているように、性格や使命が一人一人異っています。

それでは「個性」を発揮するにはどうすればよいのでしょうか。

先ず「人間神の子無限力」の自覚を得ることです。次に、個性や才能は既に天から与えられている「天賦《てんぷ》」のものですが、内在している無限の可能性を引き出し、表現するには、努力と訓練が必要なのです。

ダイヤモンドの原石だとわかったら、どんな努力をしても本物のダイヤの光を現わすまでがんばって磨き続けるように、人間は万物の霊長、永遠不滅のいのちが本体である、との自覚が高まりますと、年齢がいくつになっても努力をせずにはいられなくなってきます。

だんだん良くなるのではなく、個性や才能は、「常、今、此処《ここ》」で間断なく現われている、常、今、此処が成功の連続であると、『生命の教育』（谷口雅春著・日本教文社刊）には説かれています。何という素晴らしいことでしょう。

エジソンは、電球を発明するのに百回も失敗したのを指摘した人に、「私は今迄一度も失敗したことはありません。こうしたら失敗するのだということを勉強したのです」と答えた有名な話があります。

子どもが勉強している時だけでなく、遊んでいる時も、素直な時も、反抗している時も、不登校で学校に行かない時も、宿題をほったらかしてファミコンに夢中になっている時にも無駄なことは一つもなく、その時、その事柄を通して親も子も勉強しているのですね。

「理想世界」（生長の家の青年向け普及誌・平成十三年九月号）三三頁には、谷口清超先生が、『人生修行においては、決して仕事場の変化や、訓練不足を恐れてはならない。「今ここ」

が訓練の道場だと思って、喜び勇んで、明るく力一杯の生活を送ることが何よりも大切である。内在する「無限力」は、その堅い信仰と訓練によって限りなく湧出するからである』と書かれてあり、そして更に、

『才能を発展するためには、素直に別の分野にも足を踏み込むことが大切である』とも述べられています。

このような大きな心をもって、子どもの成長をしばらく待ってあげようではありませんか。

③ 不登校

◇中学一年生の不登校

私が生長の家宇治別格本山で練成を終えて幽斎殿《ゆうさいでん》の方へ歩いていた時、見知らぬ女の人から声をかけられました。

「あのう『「生長の家」信徒行持要目』の中に、〝そのままの心を大切にすべし〟というのがありますが、あれはどういうことなのでしょうか？

中学一年生の息子が不登校で困っているのです。そのままほっておいてもよいものかどうか、教えていただきたいのですけど……」

見ると、優しそうな息子さんが、母親についてしおらしく練成を受けにやって来られたというので、一寸ほほえましくさえ感じられました。

そこで次のような私の体験を話しました。以前に私の息子が学校で何か辛いことがあったようで、

「腹が立つからＹ君の家に投石してくる！」

と、深夜に激怒したことがありました。

「そーお、この夜中にご苦労さんやね。それなら気をつけて行ってらっしゃい」

と、〝一切条件ぬきの絶対ハイ〟で受容したものの心配になって、

〝Ｙ君と息子は神に於て一ついのちの仲の好い兄弟です。神様よろしくお願い致します〟

と真剣に祈りました。

するとどうでしょう。二、三十分して息子は石を持ったまま帰ってきて、

「お母さんごめんなさい。もう大人げないから投石はやめます」

と言ったのにはびっくりしました。

このように「生長の家」の行は、実行すれば必ず良き証《あかし》があらわれます。

そこでこの親御さんには、

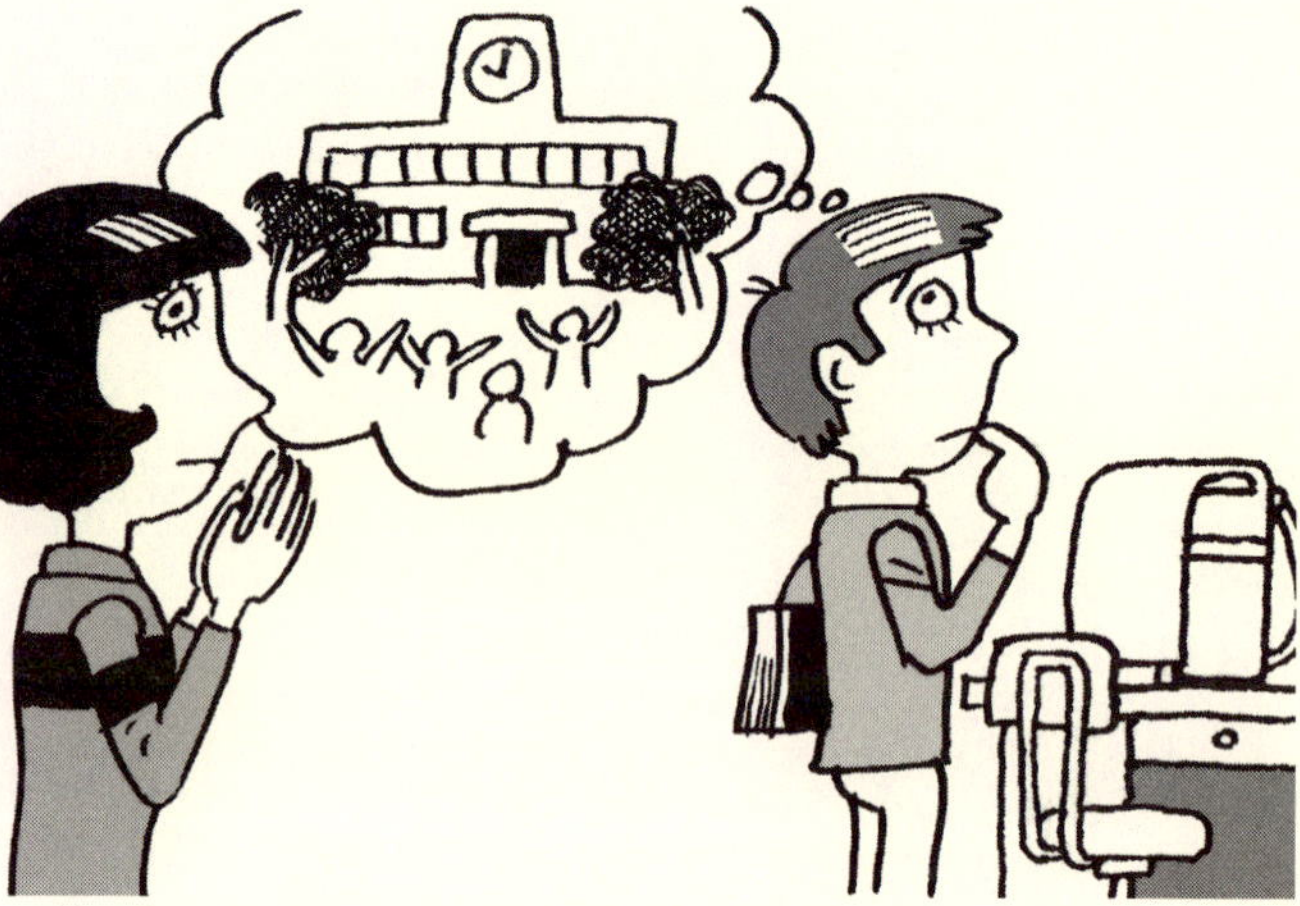

子どもを信じて待つことが、母親の大きな愛情

「不登校を悪しき姿、困ったことだと受けるのではなく、何か辛いことがあって学校に行かないのです。しかし〝不登校〟という形にあらわれたらやがて消えていく、元気に学校へ行っている姿を心で描きながら、そのままそっと静かに見守っていますと、やがて時が解決します。

つまり、息子さんの『実相』を祈りながら、『現象』をそのまま受けてあげるのですよ」

と申しました。

「なる程、〝そのままの心〟の意味が判りました。子どもを信じて待つのは、母親の大きな愛情なのですね。

神の子は神様がいつも守り育てて下さっているということを忘れていました」

と、この母親の言葉に私の方こそ感動したのでした。

◇母親の想念

ある時、新教連（財団法人新教育者連盟〔生長の家の教育法を実践し、普及する教育者の団体〕）の講師勉強会のあとで、次のような質問がありました。

「生長の家の教育では、愛の表現として〝和顔・愛語・讃嘆〟を教えられているので、子どもにはそのように接しているのですが、担任の先生はこれとは反対に、息子の欠点をみんなの前できびしく怒られるので、息子は萎縮《いしゅく》して学校へ行くのはいやだと言っているのですが……」

と、とてもお困りの様子です。

果して解決策は、と考えていますと、講師の先生は、

「その担任の先生は、息子さんにとって〝今〟魂の向上のために最もふさわしい方なのですから、心から感謝したらよいのですよ」

と答えられたのです。

心配していた母親はホッとされ、早速先生に〝感謝のお祈り〟をなさったところ、翌日先生の態度が急変し、息子さんを優しくはげまして下さったのでびっくりされたそうです。

このように、母親の想念は子どもだけでなく、先生にも直通なのですね。

又、最近は子どもさんが学校を卒業しても定職に落付かず、一、二ヵ月で次々と転職するので困ると言って相談に来られる親御さんをよく見かけますが、これなどもこちらが、

「困った、何とかならないものか」

と案じている間中、親の念波が本人に直通して、目に見えない針金で縛っているのではないでしょうか。

私の息子もそのようなことがありましたが、〝子供のすることとみんな勉強、神の子は神様がお育てになっているのだ〟と感謝し、息子の神性を信じ、心から放していますと、

「お母さん、大分僕の実相（内在の本物の姿）を観るようになったね、ありがとう、助かるわ」

と涙を一杯ためていたのでとても感動したことがありました。

それとなく子供の言動を見ていますと、職を探すにも、辞めるにも決して衝動的ではなく、それなりの考えと理由のあることがわかります。

親から見ると無駄な廻り道のようですが、その子どもにとってはその時〝常、今、此処《ここ》〟が完成の連続で、みんな魂の向上に必要な糧になっていたのだと、後になって気付くことが屢々《しばしば》です。

子どもをとり巻く家庭環境の中で、夫婦間の教育意見のちがいや、若夫婦と老夫婦との間の教育観のくいちがい、欧米食品と和食といった食生活の差などのために、口に出さなくてもお互いに心の中のイライラが、家の中にただよっている……。

これなどもわが家に生まれてくる子どもにとっては、どの立場にある人たちの教育法をも受け入れて、子どもの魂を育てるための必要な環境なのだと、親たるものはひとまず大きな心になって、それぞれの意見のくい違いを素直に受容し、心の中のマサツをとることが大切です。

このような明るい環境の中で、子どもの天分ものびのびと発揮されてくることでしょう。

④ 学校教育と生長の家の教育

平成元年の頃のこと、高校二年生の娘さんに不登校の問題が起りました。

この娘さんは幼い頃から生長の家の日曜学校である「生命学園」に通っておられ、おばあさん、両親ともに教えを学んでおられ、明るいよい家庭なので不思議に思いました。

そこで相談に来られたお母さんによく聞いてみますと、生命学園で学んだことと、学校で教わる日本の歴史の内容が違っているところへ、折から昭和天皇の御崩御《ごほうぎょ》のことで、担任の先生の説明が余りにも偏り、不敬極りない内容なので、純粋な娘さんの心は大変傷付けられ、こんな授業はもう受けたくない、と言ってとうとう学校を休んでしまわれたというのでした。

これは本当につらい問題です。

「生命学園」では、幼い頃から美しい日本の国柄や文化について学び、日本の国の中心者で、常に国民の幸せと世界の平和をお祈り下さっている天皇陛下に感謝します。そして私たちのご先祖や、お父さまお母さまに感謝し、〝日本と世界のお役に立ちます〟と朗唱して、神の子無限力を発揮しながら、楽しく行事にいそしんでいます。

私の息子も小学六年生の頃から私について宇治別格本山の練成に参加していましたので、廊下で遊びながらも、いつの間にかスピーカーから流れてくるお話や、ポスターなどから頭に入っていたようですし、私も折にふれて日本の神話など話して聞かせていました。

ところが、中学・高校の教育の多くがこれとは偏向しているので、帰宅する度に、

「今日ね、先生が天皇陛下のことを悪く話していたよ。本当は国民の幸せと、世界の民族が戦争なんかしないで、みんな仲好く平和に暮せるように祈って下さっているのやね」

と、私に報告していました。

「そうよ、よく知っているね、学校の先生はご存知ないのかもしれないから、この『生命の教育』誌（文部科学省認可）をさし上げるとよいね」

と話したことでした。

その後、日本史の時間に教科書の『古事記』の神話の項を全部はぶかれたので、

「先生、どうして大切な『古事記』を教えないのですか？」

と職員室へ入って尋ねると、

「あれは町に寝ている乞食《こじき》のことで面白くないし、つまらないから、知らなくてもよい」

と言われたそうです。

そこで、〝今の教育は偏向教育だ、日本弱体化政策だ〟とばかり言っていては、幼い純粋な子どもが一層傷付くばかりでなく、学校嫌い、先生嫌いになるおそれが生じてきます。

では一体どうすればよいのでしょうか。

「あなたは『生長の家』で日本の国の本当のことを教えていただいているから、正しく判断できる子だと信じているよ。だから先生のお話を反発せずによく聞いて、どこが正しいか、どこが間違っているか、何故そうなったのか、それならばどうすればよいかを考えてごらん。

今の時代は両方のことを勉強するようになっているんだよ。

わかったらお母さんにも聞かせてね。お母さんも一緒に勉強するから」

このように話しますと、息子はホッとした様子でした。

我が家の体験をこの娘さんのお母さんにお伝えしますと、とても安心なさり、さっそく娘さんに話されたところ、また元の明るさをとり戻し、翌日から元気に登校されたということでした。

⑤ 本当の日本を知るチャンス

十九歳の息子さんをつれてお母さんが相談に来られました。

「私は生長の家で教えられる〝神の子は神様がお育てになる〟ということがどうしてもわからないのです。親が面倒を見てやらないと、そんな目に見えないものに托《まか》せるわけにはまいりませんでしょう」

なる程、現象的にみるとしごくもっともなことです。

そこで別の教育相談所に行かれたところ、

「子どもの自由に托《まか》せるのがよい」

と言われたものですから、中学二年生で不登校のまま退学させ、外国へ行きたいというので、希望する外国でホームステイのお世話になったとのことでした。

ところがやがて健康を害し、ふらついて時々倒れるようになったので、あちらの家族から帰国をすすめられたのだそうです。

一見、標準体格の青年ですが、顔色は蒼白《そうはく》、頭髪はスプレーで固めて〝山あらし〟のようです。

それでも澄みきった眼と、何よりも中二の頃から単身で外国の家庭に滞在し勉強された、彼の根性と勇気には感心しました。

母親が話されるのには、

「外国で勉強したいから行ったのではなくて、日本の国が嫌いでたまらないから逃げ出したんです。でもね、外国へ行っても少しも良い所はなかった、とがっかりしているんですよ」

「なる程、あなたの言う通り、今の日本の様子を見ていたら〝嫌いだ〟と言われるのはよくわかります。

これは戦後自由主義、民主主義をはきちがえて、自分勝手な振舞いをし、肉体の快楽を求めることが自由だと思っているので、日本本来の道徳や秩序が乱れているのです。又、生まれた国は侵略国で、世界一悪い国である、親のセックスの副産物として頼みもしないのに生まれたのが自分たちである、と学校で教えられてきたものですから、日本の国の誇りも、生まれてきた価値も感じられないのは当然です。私も高校の授業見学で直接聞いたことがありました。

ですから、あなたがそんな日本の国も自分の親も嫌いだ、と逃げ出す気持はよーくわかりますよ。

けどね、それは本当ではありません。

人間は猿の進化したものでもなく、セックスによって精子と卵子が結合し、細胞分裂しても、神様のいのちが天下《あまくだ》らない時には〝胞状奇胎《ほうじょうきたい》〟といってぶどうの実のようになって人間の形にはならないのですよ。

私達は、神様のいのちが父母を縁として天下《あまくだ》って生まれた、尊い尊い人間なのだと、大聖師谷口雅春先生は教えて下さっています。

あなたの心の奥底ではそれがちゃんと分っていて、外国へ行っても解決出来なかったのは、いよいよ生長の家の教えを勉強して、本当の日本の国の成り立ちと、人間の本質について知っていただくよいチャンスが訪れたのですね。

あなたは聡明で努力家ですから、何が真実でどこが間違っているか、なぜそうなったのかをはっきり見分けられる方だと信じています。

今まで廻り道したことは、とてもよい勉強で、決して無駄ではありませんよ」

と、申しますと、一言一言うなずきながらよく聞いて下さいました。

かつて、大東亜戦争の無条件降伏で占領軍によって作られた「日本国憲法」には、日本国家形成の柱である〝縦のつながり〟を悉《ことごと》く抹消され、すべての個人を中心とした横のつながりばかりが美しい表現で書かれてありますと、戦前の制度を古い歪められた因襲としか受けとられないのも無理からぬことです。

「個人の尊厳と両性の本質的平等」を現象的な肉体生命のこととして受けとられている為に、親子、夫婦も平等になって、父性の権位も弱くなり、家庭内の秩序が乱れ、その結果が子どもの非行にまで及んでいるといわれるようになってきました。

「生長の家」では、神のいのちの天下った「神の子」としての個人の尊厳であり、夫婦、親子は神のいのちとしての本質は平等でありますが、その働き、役割は異質であると説かれています。つまり男女は平等にして異質なのです。

人間の体も、頭は頭としての役目があり、足は足の役割を果していますし、内臓も個々の働きは異っていますが、脳の自律神経中枢から出た指令に従って、お互いに連絡をもちながら独自の生理作用が営まれ、生命体としての人体を健全に保っています。

しかし、中心指令に従わず、無秩序に分裂する癌細胞の如きは、遂に母体を死に至らしめています。

これと同様に、地球も国家も家庭も一つの生命体でありますから、人体と同じように中心者に帰一しなければ無秩序にバラバラになってしまいます。

⑥ 子どもの将来を祈るとき

最近、高校生や大学生に、

「あなたは将来何になりたいですか？」

と、尋ねてみますと、はっきりした返事が返ってこない場合がよくあります。

又、来年高校進学をひかえて勉強中の人でも、何の目的の為にその高校を選んだのか、判然としないことも多いのです。

どんな職業を選ぶにしても、高校や大学は基礎として必要ではありますが、現代のように学歴社会になってきますと、将来の目標が確立していない、とにかく大学さえ出ておればという風に、目的と手段が逆になっているように思われます。

最近、学生時代は成績がよく順調に来たのですが、さて卒業してみると、進路方針が立たず、親の奔走《ほんそう》してくれた職場にも乗り気になれない。又、学校の先生になったけれども、描いていた理想と現実とが余りにかけ離れているので失望して、不登校ならぬ「通勤拒否」をしている、

〝ノイローゼ〟の青年の相談が何人かありました。〝高邁《こうまい》な理想を描いて、困難にうち克《か》ち乍《なが》ら、初志を貫く、質実剛健の気風〟といった言葉は、私の学生時代の教科書によく見られたものです。私の母は明治時代の小学四年卒業ですが、〝弱音をはかず、よく働いて、やりかけたことは最後までやり通すこと〟、〝望みは高く持て〟と、小学校で習ったことを口ずさんでおりました。

このように、小さい頃の学校教育や、親の一寸した言葉というものは、人の将来を形成する土台として、非常に大切な精神的栄養であります。

勉強しなさいよ、とか、勉強が出来るから良い子だ、などと、学校の成績だけに一喜一憂していますと、親に作られたロボット的人間に成長し、先程《さきほど》のようにノイローゼになって精神病院に入院するといった憂き目にあわなくてはなりません。

子どもの将来を祈る時には、

①『○○さんは神の子です。○○さんの特性を生かせて、社会の大勢の人のお役に立つ人になりますように』――願望

②『既に我が願いを成就させていただきまして、ありがとうございます』――断定と感謝

③『あとは神様の御心のままに全托いたします』

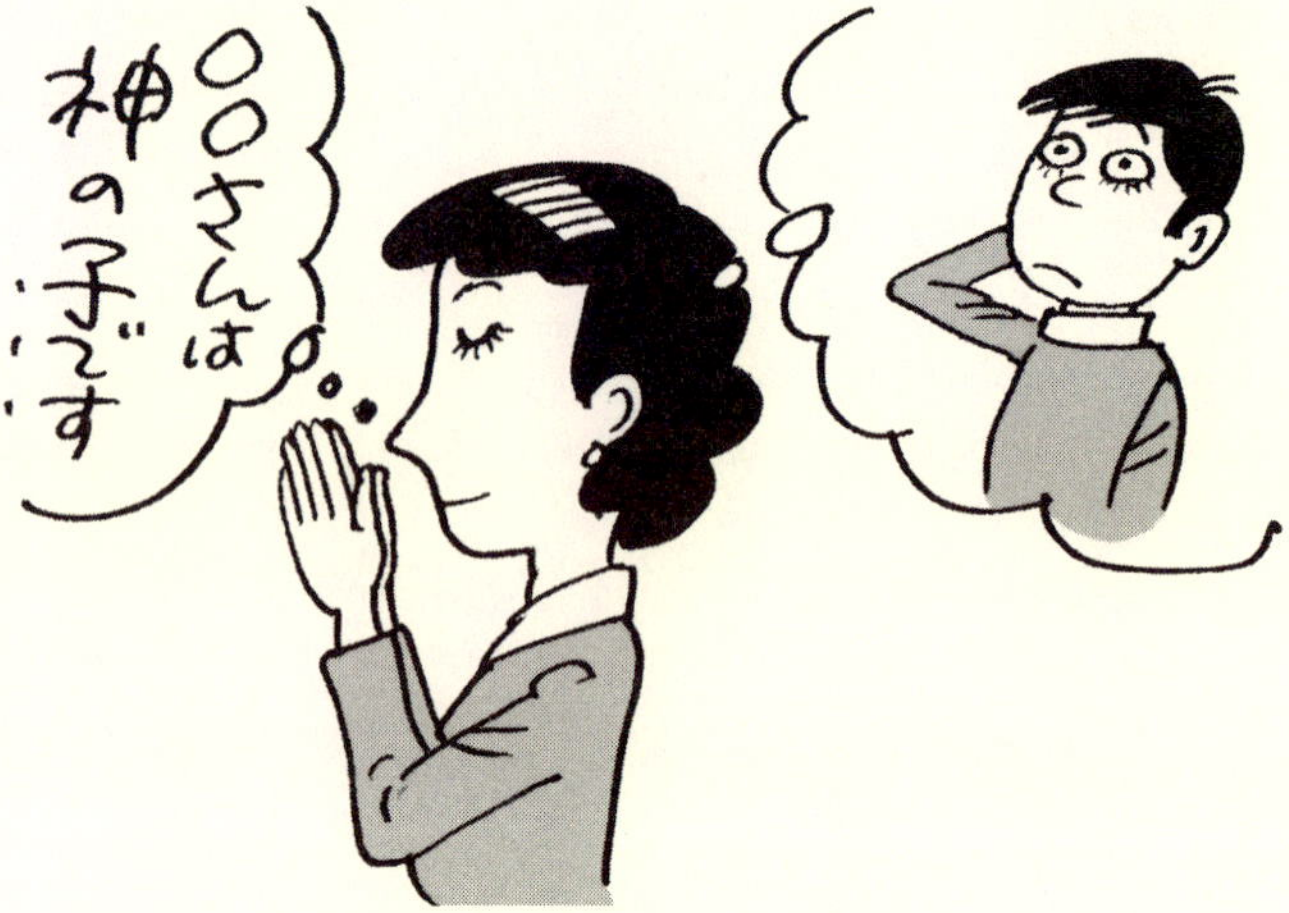

子どもの将来の“正しい祈り方”

と、〝正しい祈り方〟を教えていただいています。

子どもは純粋ですから、親の切なる思いは子どもの潜在意識に直通し、運命の種子を播かれたことになり、やがて成長過程で触れたことが「縁」となって発芽し、開花し、実を結ぶ結果となってまいります。

拙著《せっちょ》第二作目の『続　生命医療を求めて』に、私が医者を志したいきさつについて詳しく書かせていただきましたので、ここでは簡単にふれてみたいと思います。

それは私が小学校三年生の時でした。たまたま母と一緒に見に行った『女の教室』という、東京女子医専を舞台にした映画のすばらしい内容に、とても感動した私は、帰宅するや、「お医者さんになりたい」と父に告げました。

しばらく腕を組んで眼をつむっていた父は、

「ああ、久子なら必ずなれるよ」

と落付いた語調で断言したのです。そこで、

「どうして私ならなれるの？」

と問い返しました。

再び腕を組んで、眼をつむったままジーッと考えています。

当時、経済的にも貧しく（公務員で安月給の中を両親は双方の親、兄弟に仕送りをしていた）、私自身にも医者になれそうにない条件がいくつもあるのがわかっていましたので、父が何と答えようかと困っているのだ……、するとやがて、

「久子はいい子だからね」

優しい目で私を見つめながらゆっくり言われたので、びっくりして台所にいた母に報告しますと、

「お父さんはね、近くを見ているのではなくて、ずーっと遠くを観ていられるんだよ。お父さんのおっしゃることは間違いないと、母さんはお父さんを信じてついてきているのだよ。

だからお前はきっとよいお医者さんになれるよ」

父も素晴らしいけれど、母も何とすばらしい人だろうと、両親のコトバに感動し、それ以来、私の大切な「無形の宝物」となって、困難に直面する度にいつも勇気が湧いてくるのです。

折から日本が風雲急になってきていたので、母は、

「男性は出征して戦地へ行ってしまわれるし、戦災で困った人が多くなった時でも、医学を身につけていたら技術は空襲にあっても焼けないし、身一つでいつでも人様のお役に立てるからね」

とよく申していました。

しかし、受験勉強に徹夜したことは一度もなく、小学校一年生の時から始めた「父式勉強法」が役立っていたと思います。

それは、家族が早寝早起きで、毎朝午前五時起床して、父は神棚に祝詞奏上《のりとそうじょう》、母は家事を始め、私はその日の学科の予習をします。

早朝の「金の時間」に予習していますと、授業時間に先生のおっしゃることがよく理解できて復習になっていたので、下校後は、母の手伝いをしたあと、近所の子どもたちと遊んでいました。

尚、私が医者になりたいとの願いをもったそもそものきっかけは、赤ん坊の頃に既に言葉の種子を播かれていたことを、後になって母から聞かされてびっくりしたのです。

それは、内田家へ養女にもらわれたばかりの生後間もない私をご覧になった、父の親友である国立病院のY院長先生が、

「この子は遠くを見通せるような大きな目ん玉をしているから、将来医者にさせなさい」

とおっしゃったそうです。

このような威厳のある先生のお言葉が赤ん坊の潜在意識に刻印され、その後、すばらしい映画が縁となり、更に学校の作文に書いて表現し、両親の善き言葉が栄養となって発芽し、遂に、肉体医療だけでなく、「全生命的医療を使命とする医師」として、成長させていただくことになりました。

3　性について——中学生・高校生

①「医学的に説明して下さい」

「先生、フリーセックスはどうしていけないのですか。医学的にはっきり説明していただけないでしょうか。道徳的や宗教的な話だけでは私達どうも納得できないのです。

私達のまわりはみんな公然とやっているんですよ。堕《おろ》している人も何人かいて、その費用をクラスのみんなでカンパしているのです……」

毎年行われる「生命の教育学会」で、ある年全国から参加した十数人の青年たちにとり囲まれて赤裸々に問われたものですから、

〝何と答えたらよいかしら〟

と一瞬とてもショックを受けたのです。

これは現在の若者にとって避け難い深刻な問題なので別室でゆっくり話し合うことにしました。

大阪大学名誉教授、故市原《いちはら》硬《たかし》博士は、『新《しん》醫《い》化《か》學《がく》提綱《ていこう》』のはしがきに、

『人間を動物の一種と見做《みな》した場合には、それは最早医学ではなくして、動物学である』

続いて、

『生体反応の最も巧妙な点は神身が一如であり、無数の反応が調節されている点に存する』

（原典は正漢字・旧かな遣い。傍点は著者）

と述べられています。

この生体反応（内臓の生理作用）は、自律神経によって調節されていて、生理学の教授から

「自律神経」を、

〝自から律している神様の経《みち》〟

と読むのだよ、と教わりましたように、「生殖機能」という生理作用もすべて〝神様の経〟によって調節されているということです。

又、誰が名付けたのでしょうか、赤ちゃんの宿る場所を「子宮」、〝子のお宮〟と呼ばれてい

るということは、当然性行為も神業である筈です。

自律神経の中枢は、脳皮質にある感情の中枢と細い線維《せんい》でつながっているので、感情の影響がストレートに自律神経中枢に伝わって新陳代謝を左右していることがわかります。

又、食べ物は人間にどう影響するのでしょうか。獣肉の中にはコレステリンが多量に含まれていて、性欲を興奮させる性ホルモンは、コレステリンを材料として体内でつくられています。

この事について『心と食物と人相と』（谷口雅春著・日本教文社刊）の三三頁には、

『性遂行の倒錯化が到るところに起って、有夫《ゆうふ》の婦人の姦通《かんつう》は勿論、今の憲法では許されているし、妻子のある男だと知りながら平気で、その男と遂情《すいじょう》するのを不道徳だと思わないような世相は肉食の増加からくるのであります』

と、谷口雅春先生は早くから警告されていました。

戦後は、唯物的な教育を受け、食生活も肉食に傾き、書店などには露骨な本や広告が氾濫してきていますので、いつの間にか人間の尊厳性や罪悪感が麻痺して肉欲的になり、自由や愛をはき違えて、欲望のままに性欲を満たすのが「よいことだ」と錯覚して、援助交際とかＳＥＸフレンドといった言葉まで安易に使われている現状です。

殊《こと》に、戦後はそれまであった堕胎罪が解かれて、優生保護法という名の元に、折角宿った赤ちゃんも闇から闇へ葬《ほうむ》られている数は測り知れないと聞きます。

その上、今では淋病や梅毒といった性病は、治療薬が出来たので以前のように多くはありませんが、これに代ってカンジダやクラミジアによる「性感染症」が激増し、これには特効薬がないので、不特定多数の性交渉をもつ人たちや中高生にまでひろがっている、と医師会で発表されていました。

こうした根底には、勉強に打ち込めない目標を失った空しさや、愛に満たされない家庭環境などからくる〝マイナス感情〟が、青少年の心の奥底に潜在しているのではないでしょうか。

表面の心（現在意識）では面白半分に誘惑されているように見えても、人間本来みんなもっている〝良心〟に自責の念が起らない筈はありません。

肉体の構造や生理作用が自然の営み（神業）であるならば、性行為も神の御心に叶い、正しい目的の為の自制ある心と行いからはずれていますと、本来備っている「免疫力」も低下したり、後天的免疫不全に陥ってしまうことになります。

カビの一種であるカンジダも、こうした暗いジメジメした「マイナスの心」をもった人たちの性行為に伝染するのは当然ですね。

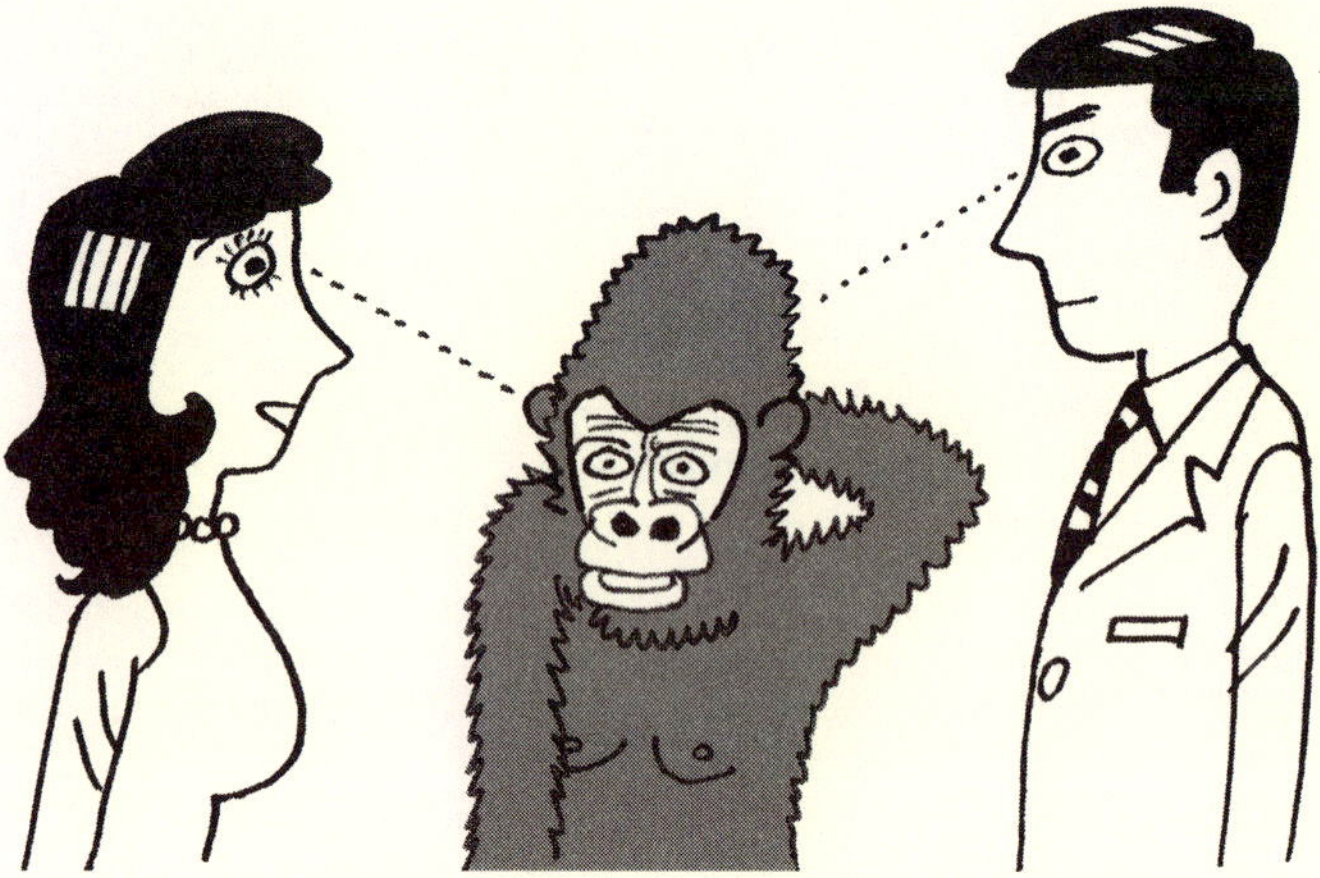

万物の霊長としての人間に求められる自制心

エイズの発症が同性愛者から麻薬中毒者、売春業者の人達を介して全世界に蔓延してきているといわれますが、このエイズウイルスもアフリカの猿の間には常在していても発病しないのに、どうして人間に感染すると致命的な「後天的免疫不全症」になるのでしょうか。

これは決して、人間は猿（動物）の進化したものではなく、〝万物の霊長〟といわれていますように、万物の最高の存在であるが故に、晴れて正式に結婚する迄は、みだりな性行為をつつしみ、純潔を守る自制心を、人間であればこそ求められているのだと考えます。

援助交際や不倫なども所謂《いわゆる》〝心の病気〟ですから、このようなニセモノの愛は体を害するばかりでなく、悲劇に終ることが多く、本当の悦びや幸福感は湧いてまいりません。

「生長の家の練成会」に参加した青少年たちが、人生観、国家観が変り、親に感謝して、当り前の生活をよろこべるようになりますと、今まで自分の良心を麻痺させていた麻薬やシンナー、酒、タバコ、それに茶髪や不純な交際まで自然にやまり、体を大切に清潔にし、使命を見出して見違えるように変身していかれる姿を度々見聞《けんぶん》いたします。

時代がどんなに移り変っても、やはり人間は万物の霊長、尊い存在であり、〝神身一如の肉体の生理作用〟は、〝神身一如の精神作用〟の元に健全に営まれるのですから、結局、医学と、道徳と、正しい宗教とは本来一つであるといえます。

「宇宙(自然)の法則が説かれている生長の家の御教えこそ本当の医学だ!」と、私は感動の連続なんですよ。

人体の構造は〝中心帰一〟の形をあらわしていますし、血管も男性原理といわれている太い動脈の下に、女性原理である少し細い静脈が寄り添うように全身を走行しています。(これは学生時代、人体解剖で見ました)

人間社会では男女平等や女性上位が目立ってきても、体さんは〝天地の法則〟、〝陽主陰従〟

の姿が保たれていて、この秩序を乱した行いをすると、新陳代謝が乱れて病気があらわれてくるんですよ」

とこんな話をしていますと、

「へーエ、そうとは知りませんでした。これからもっと真理の講話をよく聞かないともったいないなー」

みなさんは、真剣な表情で納得して下さいました。

◇「心」で血液が弱アルカリ性にも酸性にも

又、ある国立大学生理学教室での実験では、実験台になった五人の大学生をお寺で坐禅させたのちに、直《ただ》ちに血液をしらべると、全員が「弱アルカリ性」でした。

その後で教授がどなったところ、実験されているとも知らない学生たちは何の為に叱られているのかわからないのでムカッ、と腹が立った、その時採血検査すると、弱アルカリ性であった血液が「酸性」になっていたそうです。

この実験は何を教えているのでしょうか。

「坐禅」や「神想観」(生長の家独特の坐禅的瞑想法)によって、神仏と一体感の精神統一、安心立命の境地になりますと血液は「弱アルカリ性」を呈し、興奮や不満などのマイナス思考の時には「酸性」に変化するという、〝心と体の相関関係〟が科学的に立証された興味ある実験でありました。

又、肉、乳製品、卵、甘いものはそれ自体が「酸性食品」でありますし、肉食によって誘発される性的異常興奮や不道徳なマイナス感情も、血液を「酸性化」させることになるので、細菌やウイルスを繁殖させる「酸性培養基」と同様な体液の状態をつくりあげていることがわかります。

ある大企業では、海外出張から帰国した職員には、全員会社負担でエイズの検査を私が勤めていた病院に依頼されたことがありました。

その時、驚いたことは、外地の商売女はエイズ感染の危険が多いので、かわりに幼い子どもがねらわれ、日本人が来ると家に逃げて帰るという情ない実話を聞きました。

肉食が一般化されている現状では、日本人にあるまじき不道徳な感情が起ってくるのもうなずけるような気がします。

尚、旧約聖書の『創世記』第一章（二九―三一）で神様は、

『我全地の面《おもて》にある実蓏《たね》のなる諸《すべて》の草蔬《くさ》と、核《たね》ある木果《このみ》の結《な》る諸《すべて》の樹とを汝等《なんじら》に与う、

これは汝らの糧《かて》となるべし。（中略）

凡《およ》そ生命《いのち》ある者には、我食物として諸《すべて》の青き草を与うと。（中略）

神、其《その》造りたる諸の物を視《み》たまいけるに甚だ善《よか》りき』（原典は正漢字・旧かな遣い）

と断言せられています。

神様の植物性食品を頂いていますと、血液は清浄化され、心も落付いて、このような不純な感情は自制されてくるのではないでしょうか。

② 性について本人が質問してきた時

性の問題については、その年頃に応じた話し方や、その時期は人時処三相応でみんな一様にはまいりません。

まして人間の頭脳の考えだけでは問題が問題だけに、どこの親御さんもいつ話したらよいのか、どのように説明しようかと悩んでおられるようです。

私はいつも本人が尋ねた時をチャンスとして答えることにしています。現代のようにマスコミや書物が氾濫していますと、いろいろな情報の中で生活しなければなりません。

このような社会にあって親の方が心を混乱させない為には、何よりも「神想観」と「先祖供養」を毎日行っていますと、常に神仏に守られ導かれているという絶対安心の裏付けがあり、始めてこちらの心も動揺しなくなります。

とは言いますものの、俗悪テレビやマンガなどを毎日熱心に見入っている子どもを見ますと、やはり幼い心に感化を受けないかと心配になってきます。

こんな時にも子どもを「神の子」と信じて実相直視《じきし》し、〃一切条件ぬきの絶対ハイ〃を行じていますと、たとえ悪と見える事柄に直面しても、それがぐらっと軌道修正されて善き方向に転じ、やがてその問題が卒業ということになります。

◇私の息子が中学一年になった時の出来事

「〃ウィークエンダー〃は教育番組だから、お母さんも一緒に見ようよ」

これは毎週土曜日の午後十時から十一時にかけて、性を扱った大人の娯楽番組で、正しい性知識や善悪の判断の未熟な少年期には感心しない番組でしたが、子供だから遅くまで起きて見る心配はないと安心していた矢先なので、私は少なからずショックを受けました。

さて、子供と一緒にどんな顔をして見たらよいのか、もし変な質問でもされたらどうしよう。

しかし、どんな変な内容であってもそのまま素直に受けることにしようと度胸をすえたのです。どこが良くてどこが悪いのか見ないで案じても仕方がない、と思ったもののやはり心配なので直ちに祈りました。

〝神様、只今から見るテレビが教育番組として、親子共によき勉強となりますようにお導き下さいませ。既に善き方向にお導き下さいましてありがとうございます。あとは神様の御心《みこころ》のままに全托いたします〟と。

果してテレビの内容は、中年の男性が次々と若い女の人を襲う実話を劇的に再現しているものでした。

「お母さん、若い女の人が深夜に帰宅する時には気をつけないといかんね。それにスケスケのうすいブラウス着て……。襲う人も悪いがおそわれる方も考えがなさすぎる……」

と一人言をいいながら、

「成程、これは教育番組や。世間の親達は猛反対しているらしいけど、今の時代はこれ位のことは知ってないといかん。お母さんはそうは思わないか？」

親の私が案じているのとは全く違った見方をしているのにはいささか驚きました。

「あなたは仲々正しい判断をするね。お母さん感心したわ。でも、この際お話ししとくけど、テレビや週刊誌には面白おかしく見せたり書いたりしてあるけれど、本当はあの裏には性病といって、変なバイ菌が傷から入って化膿して、痛いいたいと苦しんでいる人が案外多いのだよ。SEXは本当に愛しあって結婚した時だけに行うもので、決して遊びでするものではないんだよ。神様の摂理にあわない不自然なことをすると、変な病気になるのは当然でしょう」

性病のことについて、この機会に医学書を出して説明しました。

男の子には特に性知識と共に「性病」についても教えておく必要がある、とかねて私の母が忠告してくれたことがありましたが、このことも神様に祈って全托していましたら、最も良き時期にこんなチャンスが訪れようとは……。

「そーか、性病のことは知らなかったなー。テレビではそのことは少しも注意しないで、変な行為をオーバーに見せるから余計まねするのや」

ついでに私の「解剖学」や「皮膚・性病科」の医学書も本箱から出してじーっと見ていましたが、細かいドイツ語の説明が書かれていることもあって、

「人間の体は大変なものやなー。大事なことがわかったからもうこのテレビを見るのは止めるわ。お母さんは医者やから本当のことを教えてもらえてよかった、ありがとう」

私の家は母子家庭なので、男の子の性教育はどうしたものか、年頃になった時、父親に代って何と話したらよいか、と考えていましたが、神様に祈って全托していますと、あのテレビか

ら教育番組的に教えて下さる好機が与えられようとは思いもよらないことでありました。

③ ヌード写真をあつめる

これは近所の奥さんの話ですが、息子さんが中学二年生の時のこと、子どもさんの留守中に机の引き出しを開けてみると、『プレイボーイ』という週刊誌から切りぬいた女のヌード写真が一杯入っていたのでびっくりされたそうですが、こんなに興味があるのだったらと、何にも注意せずに、黙って本屋さんに注文して配達してもらったのだそうです。

すると数ヵ月して、

「お母さん、ありがとう。もうストップして」

と言って、それきりピッタリ止んだということでした。

同じく、中学二年生の男の子のことで、母親が子ども部屋を掃除していると、机の引き出しに一杯ヌード写真が入っていたので、ふだんはおとなしく、まじめな子だっただけに、子どもが堕落してしまったのかと、母親は目の前が真っ暗になるほど驚かれたことがあります。

この問題に対して故鹿沼景揚《かぬまけいよう》先生（元東京学芸大学名誉教授）も、

「子どもがそんな写真を持っていたからとて、あわてふためくことはありません。子どものこの年ごろでこういうことに興味がないようでしたら、むしろそのことの方が心配です。子どもは正常に育っているのですから、ヌード写真はそのままにしておいてあげるのがよろしいのです」

とお答えになっていました。

これらは思春期の子どもさんのことですが、ある時中年の奥さんが内科の診察室にとんで来られ、

「先生、退院してきた義父（九十歳）が、老衰した八十八歳の義母を追いかけてくるので、畳の上を這いながら義母は逃げまわっているんです。

それにヌード写真を壁に貼ったりして、一体どうしたらいいのでしょうか。いい歳をして気が変になったのでしょうか」

と大変お困りの様子。

「おじいさまは子どもの頃、棒を持って野原を駆け廻ったり、泥んこ遊びなどなさったことがあるのでしょうか」

すると奥さんは、

「そういえば私が嫁いできた頃、裕福な旧家ですから何人も使用人がいて、〝お坊ちゃま、お坊

ちゃま〟と大事に育てられ、そんな遊びはしたことがないと聞いたことがあります」

とのことでした。

その上、旧制の高等学校や帝国大学在学中は勿論のこと、その後も国立大学の教授として勉学に研究に没頭され、名誉教授の今日まで浮いた話は一度もなく、誠実な生涯を歩んでこられたということですから、お義父さまの現状にびっくりなさるのも当然でしょう。

しかし、人間はどこかで思いきり羽根を伸ばしたり、悪いとわかっていても横道にそれてみたい気持は誰にでもあるものです。

子どもの頃の遊びや、心身の変調する思春期に、親からみると異常とも思える言動が、案外、生理的に正常な発育過程であるのです。

精神科の故阪口起造《さかぐちきぞう》博士が、

「中学一年でやり始めたですか。よかったですね。この年頃で出すのが一番よいのですよ」

と、子どもさんの非行で相談にこられた母親に、話されていたことがあります。

この老人は今日まで発散される機会がないまま、脳出血の後遺症によって現在意識の理性が鈍くなった今、潜在意識の中にひそんでいた男性の欲求が、こんな形で現われてきているので、

「よかったですね、決して変なことでも病気でもなく、そのままを受けてあげるように。そう

すれば必ず直りますよ」

とよく説明しました。

そこで先程のお母さんのように、男性週刊誌を次々買ってきて、大きなヌード写真を壁や寝《ね》床《どこ》から見上げられるように天井一面に貼ってもらったところ、数日して、

「お義父さんが〝ありがとう〟と涙を流してよろこばれ、おかあさんを優しくいたわるようになられたんですよ。本当によい事を教えて下さいましてありがとうございます」

と、お嫁さんがニコニコ顔で嬉しい報《しら》せをもって来られました。

4　巣立つ子どもに最高の〝放つ愛〟を――大学生・社会人

①心電図に現われた父親の思い――ある日の外来診療で

以前、大企業の重役である立派な風格の男性が、「虚血性心疾患（狭心症）」で通院中のところ、たまたま私の診察日に来られました。カルテを見ると服薬を一年間続けていても、依然として心電図所見は低調で一向に良くなっていません。

そこで〝心と体の相関関係〟を説明し、

「何かご家族のことで心配なことはありませんか？」

と尋ねてみますと、老紳士は表情を少しも変えることなく、

「私にはストレスは全くありません。何故そんなことを聞くのですか？」

と不審な様子です。私は、

「突然こんなことを申しましてすみません。実は心臓という臓器は〝愛情の表現場所〟でして、愛する肉親の問題がデリケートに影響するのだと〝精神分析〟で教えています。早く治っていただきたいと思ってお尋ねしたのですが……」

するると、急に表情が変り低姿勢になられ、

「先生はお見通しですね。実は私の娘が今、離婚問題で裁判沙汰になっているのです。娘は妊娠中でして、将来を考えて堕ろすように言っているんですが、娘が不憫《ふびん》でなりません。家内は毎日悩んで泣いてばかりおりますし……」

やはりこんな深いご心痛が秘められていたのでした。

この方は重要な役職の立場上、職場でも悩んだ顔は見せられず、恥になるので人にも話せず、無理に平然とした態度を装《よそお》っていられたに違いありません。

しかし、娘を憶《おも》う父親の愛が正直に心電図の波形に現われているのを見た時、私はこの方の親心に胸が熱くなりました。そこで、

「大丈夫ですよ。どんな問題でも必ず〝後に解決策を連れてやってくる〟と申します。心臓を悪くする程心配なさいますと、その思いはお嬢さんに直通して、

『お父さんに心配かけて申しわけない』

と娘さんが更に落ち込まれてよくありませんよ。そこで相手のお婿さんに対して、

〝色々娘に至らないところがあってすまなかった。許しておくれ。娘は今とても反省している。今迄いろいろありがとう。あとは一切を君にお托《まか》せするから〟

と心の内で祈りますと、最も良き方向へ解決いたしますよ」

と申しました。

「私は娘が可愛くて、つい婿に宝物を取られたように思っていましたが、婚家にお托せしてみんなの幸せを祈ることを忘れていました。それに生まれてくる赤ん坊はうちの孫だときめこんでいましたが……。私が間違っていました。こんなよいことを教えていただいて本当にありがとうございました。これで肩の荷が下りたようで楽になりました」

とおっしゃる父親の目には涙が光っていました。

又、医学書には「狭心症」の定義として、心臓の筋肉の栄養を司《つかさど》っている冠状動脈の酸素欠乏によって起ると書かれてありますので、酸素給源のために食事の前後と、トイレの前後に一回ずつ、

「ああ、楽になった……」

と声に出して大息《おおいき》（深呼吸）をして下さるようにお願いしました。

すると、一週間後の再診時には効果テキメン！　心電図波形は正常に改善されているではありませんか。それに、

「娘の裁判が中止され、婿が娘を迎えに来て仲好《なかよ》くあちらへ帰って行きました。こんな嬉しいことはありません。本当にありがとうございました」

と、うって変ったような嬉しそうなお父様の顔と共に、みんなの祝福の中でやがて生まれてくる赤ちゃんの幸せが目に浮ぶようでありました。

これは人工流産のことですが、戦後「優生保護法」の名の下に折角宿った胎児を闇から闇に葬る慣習が増加の一途をたどっています。一方では、結婚しても赤ちゃんの出来ない女の人には排卵誘発剤を使用したり、人工授精などが行われているような現状です。

更に驚くべきことは、排卵誘発剤によって多胎妊娠したことがわかると、家族と相談した上で一人か二人を残し、あとはレーザー光線で胎児を殺すといったニュースが放映されているのを見て、私は愕然《がくぜん》としたのです。

唯物主義の弊害もここに至っては、真の医学から逸脱した由々しい問題であります。

人間は「神のいのちが父母を縁として天下った尊い存在」（自然の授かりもの）であり、生き通しのいのちが本体であるという「生長の家」の教えを、一人でも多くの方にお伝えしなければ

ならないと痛感しております。

②全財産を浪費癖《へき》の娘に渡す

『生長の家の説く真理を理解しようと思えば實相と現象の区別を十分知らなければならないのであります。實相というのは、實の相《すがた》、現象というのは、現れている象《かたち》であります。現れている象《かたち》には、色々の不完全な姿があるのでありますけれども、しかし、その奥に真《ほん》物《もの》があるのであります』

と、〝ほんもの〟と〝あらわれ〟について、『實相と現象』（谷口雅春著・日本教文社刊）の二三一頁に説かれています。

ここに、すさまじい現象が去って、見事に実相が顕現した大学生の娘さんの実例を紹介いたします。

お正月休みの明けた病院初出勤の日に、その母親が困りきった様なけわしい表情で相談に来られました。

問題というのは娘さんの浪費癖のことでして、洋裁店を経営している母親のお金を持ち出しては、毎日五万円の靴や十万円もする服を買いあさり、弟さんの学資の貯《たくわ》えにも手をつけ、注意するると撲《なぐ》る蹴るの暴力が続くのでほとほと困っておられる様子でした。

お金の問題は親に対する愛の欲求不満がこのような形で現われてくると言われています。親は子どもを愛していても、その愛が正しく表現されていないとこのような事が起ってきます。

この母親は夫が身体障害者なので、洋裁の仕事や家事育児に追われて、その苦労がにじみ出たような暗い雰囲気の上、

「あなたはお姉ちゃんでしょ」

といつも命令口調で家事を手伝わさせていたとのことです。

「愛の表現」として〝和顔《ニコニコがお》、愛語《やさしきことば》と讃嘆《ほめことば》が大切であることをお話ししますと、母親は涙ぐみながら素直に反省なさいました。

その時、私の頭にフト名案が……、

「この次お越しになる時、お宅の全財産を持ってきて下さいませんか。娘さんが要求される度に困りながらチビリチビリ出すのではなく、思い切って全部あげるのですよ」

私の思いがけない進言《しんげん》に、

「そんなことをしたら明日からの生活が困ります……」

「あなたの愛する大切なお子さんでしょ。全部あげたっていいじゃありませんか。お米代位は

私が貸してあげますから」

長い間相当困り果てた挙句ですから、仕方なく承知なさいました。数日して、

「先生、待合室に変な患者さんが……」

診察室に飛び込んできた看護婦さんの後から奇妙な人が入ってきました。

真っ黒いパンタロンスーツに黒い鳥の羽根のようなものを上半身につけ、七色のトンボのめがね、金髪に染めた痩身《そうしん》の女性です。〝宝塚の男装の麗人《れいじん》みたい！〟と、皆一瞬どぎもを抜かれたのですが、診察椅子に坐った彼女に、私は思わず、

「まあ、そのメガネとってもきれいですね。一寸私に貸して下さいませんか」

かけてみるとあたりが七色の虹のようです。それからメガネをはずした彼女を見ると二度びっくり、

「あら、あなた色白で、何とも言えない美しい目をしていらっしゃいますね。こんなサングラスでかくしてしまったらもったいないですよ」

すると、ニッコリされた娘さんは、うって変ったような清らかな愛らしい表情になったのです。この方が先日の浪費癖の本人であったことがわかりました。

後日、母親は娘さんと一緒に、約束通り何冊かの貯金通帳と印鑑、土地建物の登記書、株券

を持って来られました。

「お母さん、これで全部ですか。少しでもかくしていたら駄目ですよ。本当にこれで一切ですね」

と確かめた上で、

「お嬢さん、今まで内心では悪いことだと思いながら色々なことをしてこられたのでしょう。先生もそんな時期があったからあなたの気持はよく分りますよ。

これはお宅の全財産です。お母さんが可愛いあなたを信じてこれを下さるのですから、入用な物があったら安心してお使いなさいね」

と彼女にそっくり手渡してあげました。

この時、温かいもので三人がすっぽり包まれているような実感がして、思わず胸が一杯になりました。

その後、いつしか三年の月日が経ったある日のこと、黒髪をまとめ、きちっとした制服姿の女子大生が外来の診察室に訪れ、

「先生長い間ありがとうございました。すみませんが、これを母に返して下さいませんか。お願いします」

と丁寧に頭を下げられました。

開いて驚いたことには、通帳や登記書、株券は全部母親から彼女に名義変更をしてあるのですが、この三年間に一円も使われていなかったのです。

このように、現象に如何《いか》なる悪が現われても、それは今までの種子の播き方が間違っていた結果ですから、これに気がついてしっかり反省した後は、子どもの本来善なる本物の相《すがた》を信じて、放つ愛を行じた暁《あかつき》に、こんな素晴らしい結果が現われたのでした。

これを好機に母親が「生長の家」の教えを学び実践なさっていますと、やがて「人間神の子」の真理に目覚められ、娘さんはそれ迄父親のように慕っていた大学の老教授との交際もふっつり止《や》めて、障害のある自分の父を優しく介護されるようになりました。

それから間もなくこのお父様は家族に感謝してこの世を去られたそうです。

どんなにか満足して霊界から見守っていらっしゃることでしょう。

子どもが成長するにつれて、非行の度合や内容もエスカレートし巧妙になってくるので、一見手に負えないように見えますが、「生長の家」の真理をよく理解し、実相と現象の区別を学んで対応していますと、やがて暗《やみ》は消え、本物があらわれてまいります。

「愛するとは相手の実相を拝み出すことである」

と、以前、聖姉《せいし》谷口輝子先生が長崎県の総本山の練成会でお話し下さっていました。

本当の愛の実践によってすべてが癒される、何という尊い行でありましょう。

③「神の子」を信じ通す母親の愛

先年某大学病院で骨肉腫のため大腿骨《だいたいこつ》切断手術を宣告された高校二年生の息子さんが、病院の了解を得て急遽《きゅうきょ》私の病院へ転院して来られました。

『人間神の子・本来病《やまい》なし、病の原因は心にあり』

との「生長の家」の根本真理にのっとった「生命医療」を志している私は、外科手術をしないかわりに「心的施術《しじゅつ》」が必要ですから、先《ま》ずこの母子に〝心と体の相関関係〟についてお話しいたしました。

病気というものは、長い間の精神的ストレスと偏食によって新陳代謝を歪め、細胞の変性がやがて病気として具象化してくるのです。

そこで今までの病気になるような生活態度を反省し、観かたを変えて、ご先祖や両親に感謝し、夫婦調和が何よりも大切であることを話していますと、素直な母親は涙を一杯ためて、

「私の生き方が間違っていました。厳しい両親に対して、心の奥底で憎みつづけ、決して明る

い家庭ではありませんでした。それが優しい息子には辛かったのでしょう。反抗もせずにがまんしてくれていたのですね……」

と心の中をうちあけられました。

又、息子さんの食生活について尋ねてみますと、肉食や濃厚な味付け、甘いものが多く、入院するというのに、チョコレートを大きな袋に一杯もってきておられるのには驚きました。

病いの原因は「心」にあり、ですが、現代のように日本人の食生活が欧米化してきますと、助因としての食事の偏りを軽視出来なくなっています。

こうして、終始肉体医療は行わず、楽しい雰囲気の中でのんびりと規則正しい入院生活を送っている内に、検査成績は次第に回復し、心身共に見違えるようになって、三ヵ月後めでたく退院となりました。

その後は、親子共に、練成を繰り返し受けて精進を重ねられ、すっかり病いを克服して、大学病院の再検査でも異常なしということでした。

よろこびの内に復学されたものの、今までの抑圧していた思いが行動面に自壊現象となって現われ始め、勉強に打込めず迂曲しがちになってきたのです。

まじめな親御さんだけに、今度は異常行動が気になって、

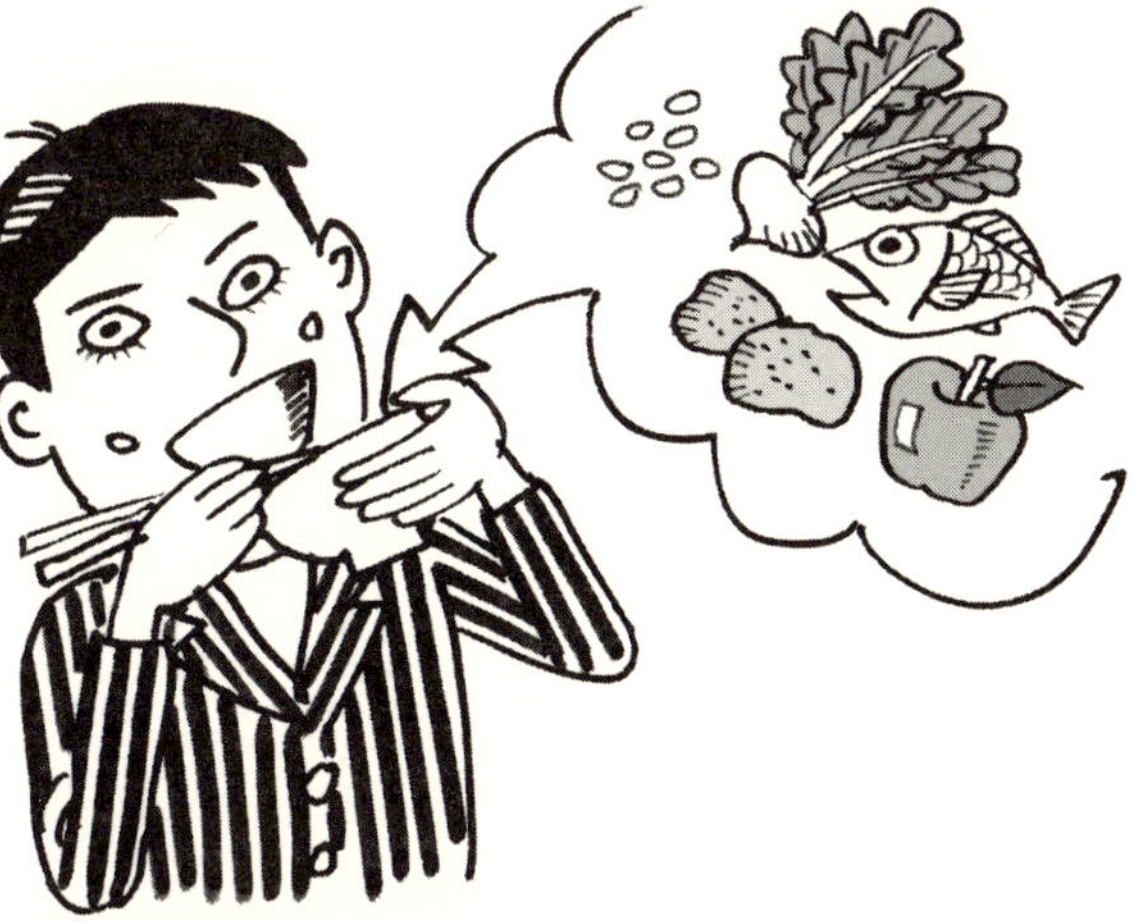

病いの原因は「心」、助因として食事の偏り

〝表面の姿はニセモノ、本当の息子は神の子、すばらしい〟

という「実相直視《じきし》」の修行は並大抵ではなかったようです。

「脚《あし》を切断せずに助かったのですよ。ですから思い切ってしばらく羽根を伸ばさせてあげて下さいね。脚を切断していたら、あんなに歩きまわれないじゃありませんか。とびはねられて、ありがたいことですよ」

と言う度に、「それもそうですね……、でもね、そんなことをしていたら学業がおくれてしまいますしね」と親の心配は尽きないようでした。

『子どものすることは何でも勉強』

と頭ではわかっていても、子どもさんに対する〝執着の愛〟から〝放つ愛〟に転ずることはこれも至難の業でしたが、何度も練成を受ける内にとうとうすべてを神様に全托する気持に変ってこられました。

すると母親の心の縛りから放たれたように勉学に意欲が出て、大学へ進まれたのです。

ところが、大学の講義がこんなにつまらないものかと、殆《ほとん》ど出席しなかったので出席日数が不足し、とうとう留年決定。

度重なる試練に、母親は、

「こんな物わかりの良すぎる態度でよいのだろうか、こんな甘い親の態度をとりつづける限り、この繰り返しが続くのではなかろうか」

と不安になって、心が動揺なさるのも無理からぬこと。

「神様にお返ししたいのち、もう私の子ではない、神の子は神様がお育てになるのだから絶対大丈夫だ」

と、何度も自分に言い聞かせることが大切な「行」です。

〝物わかりが良すぎる、こんな甘い親ではいつまでたっても子どもは良くならない〟と迷われるのは、まだどこかに〝自分の子だ〟という思いが絶ち切れていませんから、「良くならない」と、心に描いた通りに現われるという『心の法則』がはたらいて仲々良くならないのです。

困ったことが起きても途中で挫折しないで、

〝神の子はどんなことがあっても絶対よくなる、必ずよくなる、きっとよくなるに違いない！〟

との確信をもつことが何よりも大切なのですね。

それには〝コトバの力〟を駆使して、毎日練習していますと、やがて練習の成果があらわれてまいります。

子育てという母親業は何十年もの大事業ですから、この辺りでもう駄目だ、と投げ出しては失格です。

私も過去にそのようなことがありました。子どもに良い面が現われると、これで祈りはきかれた、実相が顕現したとよろこんだのも束の間、その翌日には異常行動が現われると落胆し、又、心をとり戻しては反省して起き上がっていたその頃、

『良いのも悪いのも一切なし、在るのは神のいのち佛のいのちのみ』

という昭和五十五年当時の「白鳩」誌に掲載されていた、谷口輝子先生の御文章が私の目に飛びこんできました。

「そうだ、私は現象の善悪にひっかかって一喜一憂していたのだ！」

パッと目からうろこが落ちた思いがしたのでした。

良くても悪くても心を動揺させることなく、神の御手に抱かれながら、唯ひたすらに、内在する善き姿のみを心に描きながら、柱にかけているにこやかなえびす様のお面を見て笑顔の練習をつづけていました。

嬉しい時には一緒に喜び、悲しい時にも共に悲しみ、そして夫に従いながら一歩一歩乗り越えていく実践が、「愛深い肝っ玉母さん」ではないでしょうか。

傷付いた子どもも、やがて母親の愛に必ず目覚めてまいります。

この母親は、息子さんの無限の可能性を信じて、待って、待って待ち続けられている内に、「明るい姿が見え始めました。先生のご指導がやっとわかりました」と、こうしてよろこびの日が数年後に訪れてまいりました。

5　よりよい食習慣を――子どもの食事

①　健康な心身は正しい食習慣から

最近色々な問題の相談を受ける時、先ず食生活についておたずねすることにしています。

私が、不登校や非行をはじめ、病気の原因として、偏った食生活を是正することによって『心の安定』が得られることに気がつき始めたのは、今から三十年位前からです。

それは、学校卒業後、大阪大学の第二内科入局当時、福島寛四《かんし》教授が糖尿病の専門医であった為、特に食餌《しょくじ》指導について詳しく教えられ、現在のように主食を減らすのではなく、偏食のために糖尿病になったのだから「正常食に戻す」、これは糖尿病以外のすべての病気治療にも共通する考え方でありました。そこで、

「始めから薬を出すのではなく、先ず〝心の持ち方〟と〝正しい食生活〟をお教えするのが内

科医の務めである」

という内科医療の基本姿勢を教えられました。

その後、日々の診療で先ず気付くことは、精神的ストレスと偏食が検査成績の異常値と全部正比例していることです。

診療に際して、最初から心の問題にふれることは、悩みある患者さんを傷付ける場合もありますので、先ず食生活について、それも何気なく、

「朝食は何をおあがりですか」

とお尋ねすることにしています。

朝食の内容が判ればあとは大体概略がつかめ、検査成績の判断にも役立ちます。

最近の傾向として朝食ぬきの人が多く、人間ドックで特に症状のない人でも、血液検査の上で「低血糖」が目立ちます。

尿糖が陽性で血糖値の高い糖尿病は注目されますが、一般に血糖値の低いことには余り注目されていません。ところが、立ちくらみ、頭痛、けだるさといった所謂《いわゆる》不定愁訴《ふていしゅうそ》の人を検査してみますと、空腹時血糖値が低く、又、ブドウ糖負荷試験をしても血糖が増えない人が多いのです。

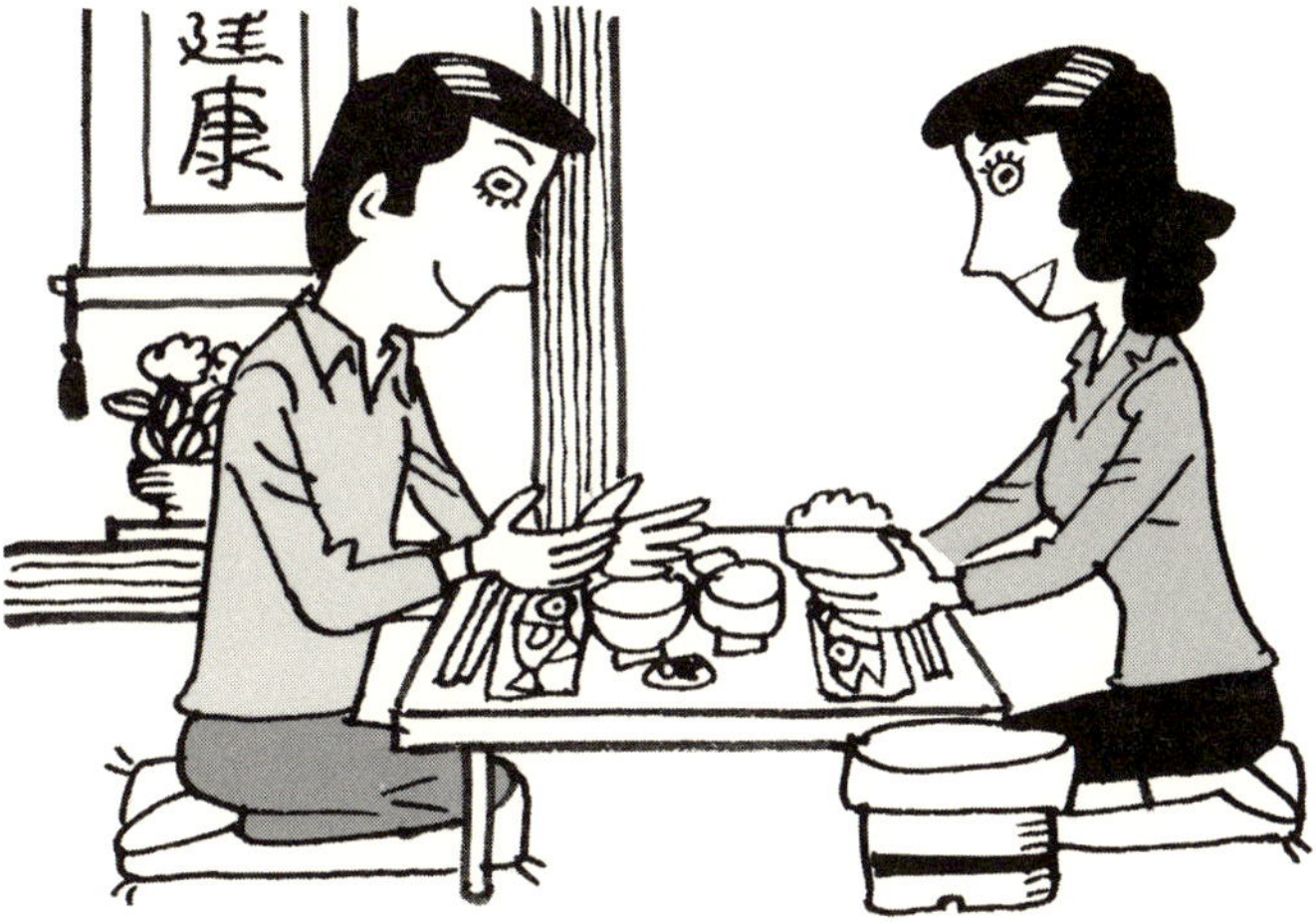

毎朝ご飯（お茶碗に一杯半）を食べることが、健康の秘訣

それならコーヒーにお砂糖を沢山入れて飲めばよいかと言いますと、一時的に改善されても、続けていますと、やがて肝臓機能やその他に異常が出てきます。

このような人の尿を顕微鏡で検査しますと、粘液が多く、大腸菌や白血球、膀胱上皮細胞が一杯で、一見〝きたない尿だなー〟といった印象をうけます。

ある会社の人間ドックでこの様な尿所見が、十五人の支部職員全員にみられたので、食生活の大切なことを説明し、朝食ぬきか、パン一枚と牛乳、コーヒーといった現代風の朝食を改めて、三食米飯（一回にお茶碗一杯半）、野菜、海産物などをお勧めしました。そして朝は米飯、野菜入りのお味噌汁、漬物、めざし、お茶、といった和食に変えていただきましたところ、三日後には十五人全員の尿が顕微鏡的にも大腸菌はいなくなり、とてもきれいな尿に変っているのには驚きました。

排泄される尿がきれいになったということは、体液や血液が浄化されたことを示しています。これは何も難しいことではなく、その土地で出来る食べ物が、何といいましても、日本列島の気候風土に適し、その土地に住む日本人に最も合理的な五大栄養素といえるからではないでしょうか。

更に支部長さんの話によりますと、朝食をしっかり食べる様になってからは、イライラしなくなり、お客様への態度も変ってきて、一ヵ月後には大阪府下で営業成績一位になったということでした。

又、中学校で一クラスの朝食を和食に改善した所、一週間後から近視の眼鏡をはずし始め、全員が視力回復して正視になると同時に、元気になり、授業に集中力が出てきて、学期末にはクラスの成績が上がったとの報告もいただきました。今では〝だまされたと思って〟とか〝米のメシですよ〟と言わないと、朝食の主食はパンだと思っている人が殆どといった位、家庭の食卓がお袋の味から子どもの味に変ってきています。

カレーライスやシチューの方が、ゴボウやレンコン・鯖《さば》・いわしよりカッコいいからなのでしょうか、手数がはぶけるからなのでしょうか。

案外子どもの好みに、親の方がなびいている傾向があるようですね。

私が小学五年の頃、人参・ゴボウ・ほうれん草を食卓に出されると嫌な顔をした時、母は、

「そうか嫌なのか」

といって代りのおかずもくれないで全部片付けてしまい、何も注意せずに、さっさと自分の仕事をし、毎回同じ物を出すので、とうとう根気負けして何でも食べられる私になりました。母の愛深い根気強さには、頭が下がります。

日々診療していますと、男性の方は一般に和食を望んでいられますが、

「魚は骨があるとか、なま臭いから嫌だとか、根菜類は洗ったり調理が面倒だとか言って、家内が仲々作ってくれません」

と、こぼしていられるのをよく耳にいたします。

偏食というのは、食べ物の好き嫌いのことを指していましたが、現在では、調理に手間のかからないインスタント食品等がいつの間にか習慣となって、祖母、母、娘へと語り伝えられてきた日本の古くからの良き伝統も、核家族のために中断されて、若い夫婦も案外知らない、従って子どもたちも家庭で食べさせてもらったことがない、といったことが偏食の原因になってい

ます。アトピー性皮膚炎などはよい例です。

又、一見筋骨たくましい大学生でも、親元をはなれてワンルームマンションで独居している内に、レントゲンを撮ってみると骨や肺血管の発育障害がふえてきているのに気付きます。そこで日本列島に適した食事を話し、学生さんが自分一人の和食を作るのは大変なので、前日におにぎりと漬物、ダシジャコを買って、調理しなくても米飯、野菜、小魚が朝食として摂取出来るように早速実行に移していただいています。

② 毎朝煮干しを五匹

◇欧米に比べ少なかったわが国の骨粗鬆症《こつそしょうしょう》患者

カルシウムの不足が骨粗鬆症の原因であるという説を立てて、世界を廻って確認しようとしていた英国のノーデン博士は、「日本が世界有数の低カルシウム摂取国のため、骨粗鬆症が非常に多いに違いないと考えていたが、実際しらべてみると、その頻度はそれ程高くはなかった」と医学雑誌「クリニシアン」に記されていました。

最近の調査でも、大腿骨頸部《だいたいこつけいぶ》骨折は、日本では欧米の半分以下だという事実も明らかになっています。

◇骨粗鬆症の予防対策

骨は一方では破骨細胞によって吸収され、一日五〇〇ミリグラムのカルシウムを骨から血液中へ供給していますが、他方では骨芽細胞が骨を造る過程で、一日五〇〇ミリグラムのカルシウムを血液から骨にとりこんでいます。

これらの働きは、副甲状腺ホルモンやビタミンD、性ホルモンなどによって調節されています。

この骨の形成と破壊は、若い間はバランスよく保たれていますが、三十歳代を過ぎると、破壊が多くなり、閉経後は女性ホルモンが減少するので、骨量が急に減って骨粗鬆が起ってくるといわれています。

そこで、骨量が限界を超えて低くならないためには、子どものときから骨の代謝に重要な因子であるビタミンDの摂取（日に当たる、魚をたべるなど）、それにカルシウムを十分にとることや、成長期を通じた適度の運動などが大切です。

骨粗鬆になってから治療するのでは遅く、子どもの時からの生活でいくらでも予防することができるのです。

最近、とくに若い人、とりわけ女子中学、高校生のスリムなボディーの流行、好き嫌いの激しい食事、紫外線をカットするクリームを使う（日光に当たらないから皮膚でビタミンDができない）、運動不足などは、大事な成長期にピークの骨量をふやせない要因となっています。

初潮年齢である小学校高学年から中学生頃の過激な運動、ダイエットによる体重減少は女性ホルモンの代謝を障害し、初潮後の約二年間に著しくふえる筈の骨量がうんと減少していることも専門家は警告しています。

骨粗鬆症は、骨のX線写真から骨量や骨の変形をしらべたり、骨の密度測定によってその程度がわかります。

ごく最近では、遺伝因子の研究もされていますが、これは、祖父母、両親と順次伝えられてきた食餌習慣、嗜好《しこう》などを含めた生活習慣が大きく関与しているということです。

◇まとめ

骨粗鬆症の予防には、正しい食生活と適度な運動をはじめ、活動的な生活を営むことの他に、特にカルシウム摂取のために、牛乳や乳製品を多くとるようにとPRされていますが、乳製品を多くとる欧米に比べて、摂取量の少ない日本の方が骨折や骨粗鬆の頻度が低いという専門家の報告があり、先達ての関西医大整形外科の勉強会でも同意見でありました。

これはやはり、その国の緯度、気候風土、祖先からの生活習慣などが大きく影響していて、含水炭素、蛋白質、脂肪、ミネラル、ビタミンといった栄養素の含まれる食品も、国や地方によって夫々《それぞれ》異なり、同じ食品が、大陸性気候の国に住む人と、周りが海に囲まれた温暖地帯の島国である日本に住む人と、同じように消化吸収するものではないと考えます。

知人の外科医が、

「朝食時に、煮干し（ダシジャコ）を五匹ずつ毎日食べること」

を話しておられたので、血中カルシウム量の低い患者さん達を二組に分けて、一方の数人には煮干し五匹を、他の数人には一日二回牛乳をのんでいただきましたところ、煮干し組の方が血液のカルシウムやその他の電解質もバランスよくふえて、短期間に正常値になりました。

中国の調査を見ても高原、山地、平原、沿海によって食餌内容が異っていて夫々大きな変化がありますが、骨密度にはそれ程大差はないようです。

結局、その土地の産物を、バランスよく摂食することが健康体を維持する上にも、病気を治すためにも大切な原動力になっていることがわかります。

③ 食事の意義

『……食事は自己に宿る神に供え物を献ずる最も厳粛な儀式である……』

という『生長の家の食事』の神示が、三十三の神示の中でも昭和五年十一月四日に最初に天降《あまくだ》ったということは、この世の人間が健康で生き甲斐をもって生活する上に、食事する時の心得がどんなに大切であるかということを、神様が一番始めにお示し下さったのだと気付かせていただきました。

次に、私が大阪府立夕陽丘高等女学校在学中（昭和十六年当時）の教科書でありました『國體《こくたい》の本義　文部省』（二五～二六頁）には、

『天皇は（中略）又古來農事に關する祭を重んじ、特に御一代一度の大嘗祭《だいじょうさい》竝《なら》びに年毎の新嘗祭には、夜を徹して御親祭遊ばされる。これは皇孫降臨の際、天照大神が天壤無窮の神勅と神器とを下し給ふと同時に、齋庭《ゆには》の稲穂を授けさせられたことに基づくのである。その時の神勅には、

吾が高天ノ原に御《きこしめ》す齋庭《ゆには》の穗《いなほ》を以て、亦吾が兒《みこ》に御《まか》せまつる。

と仰せられてある。即ち大嘗祭竝びに新嘗祭には、皇祖の親授し給ひし稲穂を尊み、瑞穂の國の民を慈しみ給ふ神代ながらの御精神がよく拝察せられる。』

と記されています。

平成二年の大嘗祭の時には主基田《すきでん》、悠紀田《ゆきでん》から献上されたお米を神様にお供えされ、新帝陛下がお召し上がりになって天照大御神と御一体になられ、皇統継承なされる行事が行われたことを承りました。

天照大御神の御神勅（『古事記』・『日本書紀』より）に、

『齋庭《ゆには》の穂《いなほ》を以て、亦吾が兒《みこ》に御《まか》せまつる』

とございますが、『吾が兒《みこ》』とは大嘗祭の時だけではなく、天照大御神が天皇陛下の赤子《せきし》である私達日本の国民すべてに『御《まか》せまつる』と仰せられているのだと拝察いたします。

古来から日本の稲作は神事と共に行われてきました。

お米は栄養価からみても活力からみても、非常にすばらしい主食品でありますが、このように神様からいただいた尊い「霊的食品」としても見直さなければなりません。しかし、「お米を食べると太るから……」

と誤解し、錯覚して、現在では政府が減反《げんたん》政策までしなければならないくらいに、極端な〝米ばなれ〃の現状であります。御飯を毎食一杯半食べますと、不要な脂肪が排泄されて、間もなく標準体重にひきしまってまいります。主食を減らしている人の方が他に甘いものなど間食が多くなって、却って太っておられます。

又、旧約聖書には、

『我全地の面《おもて》にある実蓏《たね》のなる諸《すべて》の草蔬《くさ》と、核《たね》ある木果《このみ》の結《な》る諸《すべて》の樹とを汝等《なんじら》に与う、これは汝らの糧《かて》となるべし。

又、地の諸《すべて》の獣と天空《そら》の諸《すべて》の鳥および地に匍《は》う諸《すべて》の物等、凡《およ》そ生命《いのち》ある者には、我食物として諸《すべて》の青き草を与うと。即ち斯《かく》なりぬ。

神、其《その》造りたる諸の物を視《み》たまいけるに甚《はなは》だ善《よか》りき。』(原典は正漢字・旧かな遣い)

(『創世記』第一章二九―三一)

このように旧約聖書の『創世記』第一章では神様(創造主)が地球上に育っている「植物性食品」を、人間はもとよりすべての動物に与えて下さっていて、

『神、其造りたる諸の物を視たまいけるに甚だ善りき』

と讃嘆なされています。

ところが『創世記』第二章に至り、人間が蛇にだまされて〝知恵の樹の実〟を食べて以来、エデンの楽園から追放され、それ以来唯物文明の 禍《わざわい》 が全世界に波及して現代に至っています。

戦後の日本は、学校給食の影響や肉・乳製品の奨励によって、確かに青少年の体格は大きくなりましたが、心身の奥底には由々しい歪みが現われるようになりました。

更に憲法が変り、男女平等がややもすると女性上位、陰陽逆転の世相となり、それが、主食である米飯を減らし、副食に重きをおくといった〝主副転倒〟の食生活にも現われています。

戦前にはみられなかった「アトピー性皮膚炎」が近年多発しているのを診察しますと、朝が米食の人には一例もなく、パン・肉・乳製品の人ばかりであることに気付いたのです。そこで、日本人の気候風土に適した和食を説明し、改善していただきますと、四日目からポロポロと発《ほっ》疹《しん》が剥離《はくり》し、二週間後には薬なしで全快される例を沢山診《み》てまいりました。

その他、視力はもとより内臓の病気や精神障害の方も、米飯・野菜・小魚等で活力がついて、検査データもめざましく好転してまいります。

このように神様から与えられた食べ物を、『何を食い何を飲まんと思いわずらう勿《なか》れ』との聖句のように思いわずらうことなく、主食・副食・間食・嗜好品といった順序に〝秩序〟よく、家族団欒《だんらん》の中で感謝して頂くことが健康的な宗教生活であると思います。

6　家庭教育の基本は仲の好い夫婦

①　お互いに「ハイ」を実行

〝胃もたれ〟を訴える患者さんをレントゲンで検査してみますと、飲んだバリウムがいつまでも胃に停滞して、胃から十二指腸へ出ていません。

これは胃の出口にある幽門括約筋の緊張が強いので関所が開かないのです。

営業関係のストレスの多い職業、それに徹夜でマージャンをする人たちによくみられ、ご自分も、

「煙草・酒の飲み過ぎや、無理をしていて悪いことは自分でもよくわかっていますし、家内にも注意されるのですが、仲々やめられません」

とおっしゃいます。そこで私は、

「改められなくてもよろしいから、『それもそうだね、注意してくれてありがとう』と言ってみて下さい。それだけでお互いに変りますよ」

「そう言うだけでよいのですか、わかりました」

と素直に応じられるや、〝開けゴマ！〟と幽門の〝魔法の扉〟が開いて、バリウムがスルスルと十二指腸へ流れ出るのがモニターに描写されたのです。

このように素直に「ハイの応用」を実行されただけで一瞬にして幽門の緊張が解けたのを目のあたりに見て、レントゲン技師さんと二人でびっくりしました。

これは単にこの部位だけでなく、頭から足先まで全身の緊張感がとれて新陳代謝を順調にしていることがわかりますと、たとえ自分の意に反しても、

「ああ、そうですか、成程ね、……」

と言葉だけでも言う練習をしていますと、何となく肩の張りが楽になってくることを実感なさるに違いありません。

又、「忙しい、忙しい」という言葉もよく耳にしますが、言う度に「心を亡《な》くしているのだ」と教えられて以来、「忙しい」と言う代りに、

「次々用事があってうれしいわ。気楽に楽しく、着々と物事を運んで下さってありがとうござ

います」

と唱えることにしていますと、本当に楽しくなってきます。

「忙しい」と自分ではしらずしらずに言っていても、家族は不快になったり、体を心配する余り、

「そんなに忙しければやめておけ」

と叱声《しっせい》をあびせられて、更にストレスが倍加することにもなりかねません。

〃一切条件ぬきのハイ〃や、プラスの言葉は、血管収縮をゆるめて血液循環が順調になるので先ず自分の健康にとって、無財の妙薬であり、ひいては相手や周りの人達にも満足を与えます。

私は、患者さんが入院されると、家族の方に〃ハイ〃を手伝っていただきます。

例えば患者さんが煙草やビール、食べ物等の差入れを要求されますと、大抵の家族の方は、

「入院してまでそんなわがままを言ってはだめじゃないの、先生や看護婦さんに怒られるよ」

とおっしゃいます。

これは常識であって、その通りでしょうが、これを言わないで、

「『あら、煙草すいたいの、それもそうですね』と、相手の訴えを素直に受容するだけで、煙草は買わないで下さい」

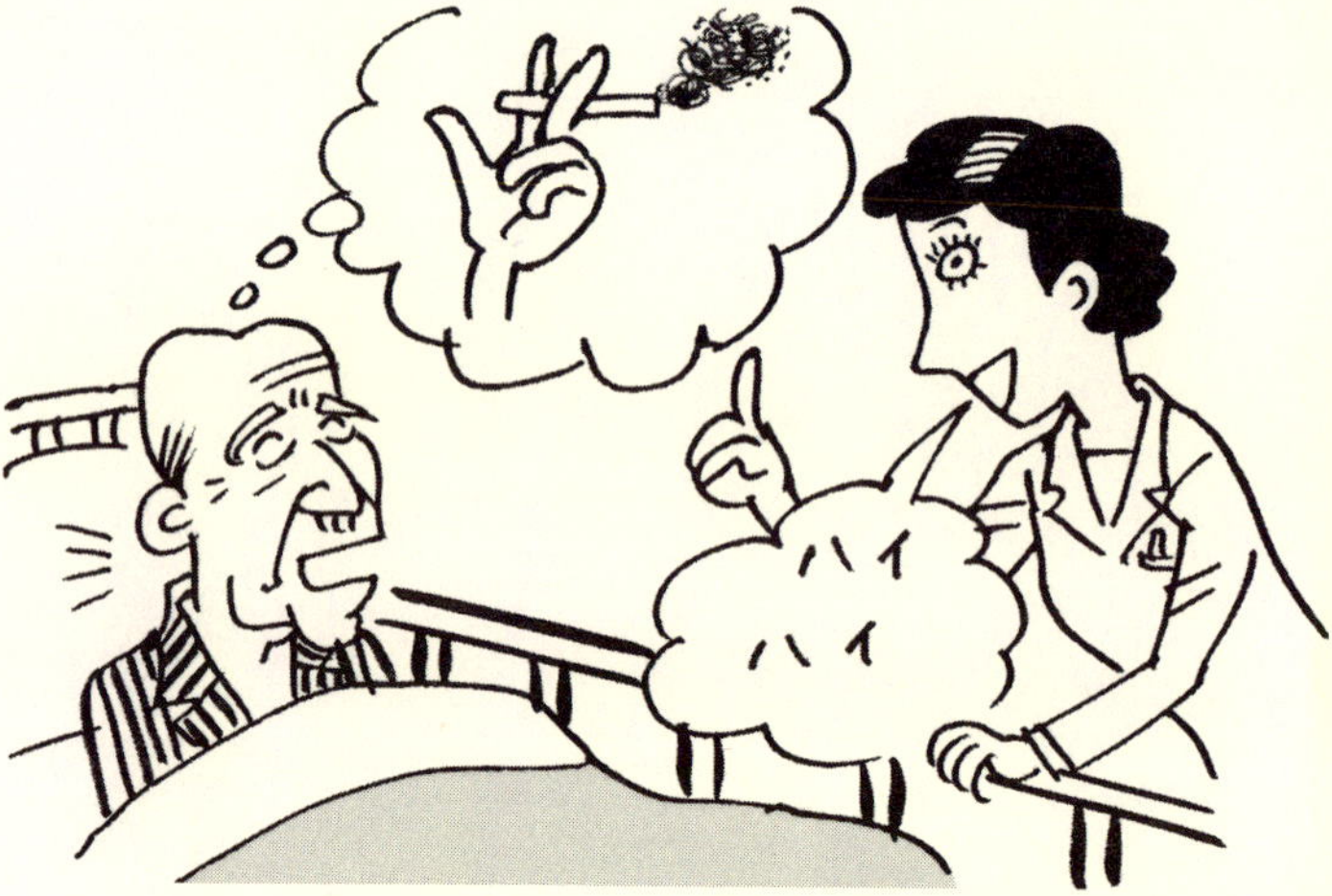

患者の訴えを素直に聞くと、病気の回復に拍車がかかる

とお願いし、〝無条件のハイ〟を実行していただきます。すると、必ず三日後に患者さんが内科の診察室に来られ、

「先生、私の家内に何か言って下さいましたか」

とおっしゃいます。

「ええ、申しましたよ。如何《いかが》ですか」

「嬉しいですわ、初めて結婚したような気持になり、気分がとてもよくなってきました」

と涙を流してよろこばれ、病気の回復に拍車がかかります。

病気入院中にそんな勝手な振舞いをしてはいけない、とご自分の本心は一番よくわかっていられるに違いありません。

それでも今までの習慣で無理を言ってみたいのです。それを注意せずに素直に聞いてくれた奥様の優しい愛に感動なさったのですね。それ程男性は表面では意地を張っていても、内面は女の人以上に優しくてデリケートな特質をもっていられるのです。そして、

「この愛する家族のために早く元気になって働いてやらねば」

という希望と活気が出てきて、それからの療養態度が好転されることを度々経験し、いつもほほえましく眺めていました。

ある時、夜遅く、

「主人の胃にポリープが三つ出来て、癌の疑いがあるので、早急に手術が必要だと言われたのですが、『生長の家』で何とか切らずに治せないでしょうか」

と切羽《せっぱ》詰った電話がかかってきました。

「生長の家」は治病宗教ではありませんが、真理の説かれてある『生命の實相』を始め聖典を拝読していますと、今までの唯物的人生観から神の子・無限力の霊的人間観の自覚が深まってきて回心が起り、心の迷いや精神的ストレスが払拭《ふっしょく》されるので、体の方にも自然治癒現象が起ってまいります。

「ご主人は何とおっしゃっていますか」

「主人は明日入院して手術をすると言うのですが……」

「それではすぐに入院の用意をして、明日一緒について行ってあげて下さい」

と申しました。

「生長の家は手術をしないでも治せるのでしょ」

奥様は納得出来ない様子です。

「生長の家は自然の法則が説かれていて、大宇宙には〝中心帰一〟という根本の成り立ちがあるように、家庭の中心は主人で、ご主人のおっしゃることに絶対〝ハイ〟を実行されたら必ず良い結果があらわれますよ。これが、夫唱婦随で天地の法則ですからね。そして、今まで仕事によく精出してこられたことに感謝なさることですね。

病気になる方は心に思いをため辛抱される習慣があるので、こちらが反発したり命令的な言い方をしますと、ムカッと腹立たしくなって病状を悪化させますから、とにかく素直に応対して下さいね。

又、ポリープや癌の方は肉食や濃厚な味付けを好まれるので、和食に変えて、野菜は少しうす味に炊くこと」

などをお伝えしていますと、奥様は急に声をつまらせながら、

「実は主人は養子でおとなしい性格なので、私の方が上に立っていつも命令していました。家の事業をよくやってくれていたのに少しも感謝せず、不足ばかり思っていました。

主人の病気の原因は私です。それに主人は肉食ばかりで、野菜を食べるように注意しても聞いてくれませんでした。私がもっと愛情こめて食事作りをすればよかったのです」

と。その夜早速、ご主人に手をついて心から謝られ、始めて心のわだかまりがとれて和解なさったそうです。

翌日手術して胃を開いてみると、三つのポリープが無くなって、僅かにあとかただけが残っており、組織検査でも癌はなく、胃はそのままにして閉じられたとのうれしい報告をいただきました。

「こんなことでしたらわざわざ手術しなければよかったのに」

と不満の様子、

「夫婦の心がこんなに即座に影響し、ポリープが消えてしまうということが、胃を開いてみてはっきり確められてよかったですね。

もしそうでなかったら、心が変った位でポリープが消えるなんてとても信じられなかったのではありませんか。

奥様が素直にあやまられてご主人はどんなに嬉しかったことでしょう。ご褒美に胃も切除されずに無事で、本当によかったですね。これからもご夫婦仲好く、お元気で」

② 主導権を妻が握ると

ある会合の席で、中学生の娘さんが反抗して困っているという相談を受けました。そこで私はその母親に、

「小さい頃は素直ないいお子さんでしたか」

と問いますと、

「いいえ、赤ん坊の時からずっとです」

まあ、何ということでしょう。これはこのお子さんを身籠《みごも》った時からの母親の胎教に原因があるのでは？

「主人は養子でおとなしいものですから、結婚当初から我が家の主導権は妻の私が握っていました。それが最近になって主人は『養子はもういやだ。自分の人生は失敗だった。今からでももう実家へ帰りたい』と困ったことを言うのですよ」

という家庭の事情をお聞きして、成程とうなずけたのです。

「養子」について、大阪府池田市の角口《かどぐち》先生宅へ早朝神想観に日参していた時、先生から次のようなお話を伺ったことがあります。

「〝養子〟というのは一般に、〝こぬか三合あれば養子に行くものではない〟とよく言われたものですが、これは男性としての沽券《こけん》（ねうち）にかかわると思われたからでしょう。

それで本人も何となく肩身が狭く、夫としての意見も言えずに我慢するといった風潮があったようです。

しかしね、跡継ぎの男の子が生まれないとか、女系家族で娘が他家へ嫁いでしまってはその『家』が絶えるという場合には、長女に養子さんを迎えて家を継いだのです。

つまり、そのままではその代で家が断絶してしまう状態を復活して、祖先からのご遺徳を守り、子孫に伝えるという大切な役目をして下さるのです。

その上、養子に出される家の先祖は、余程世の為人の為に善徳を積まれた家系だと聞いたことがあります。そこで養子縁組をする時には、このような深き縁《えにし》をしっかりわきまえて、養子さんの実家のご先祖やご両親に一層感謝をしなければならないのです。

次男や三男だから来て下さったのだと、決して軽々しく思ってはならないのですよ」

と老《ろう》先生はしみじみと教えて下さいました。

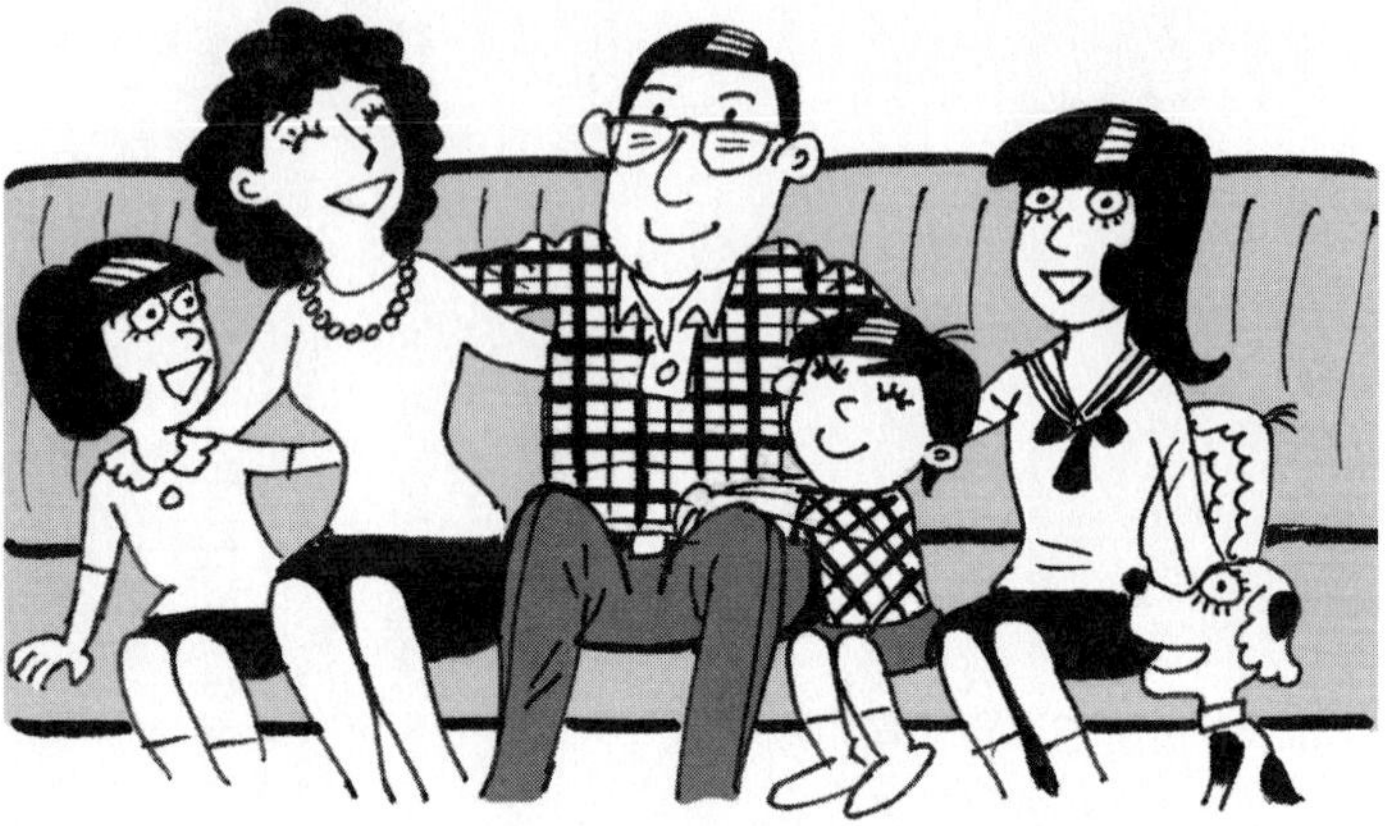

宇宙のすべてのものに中心があるように、家庭の中心は夫

戦後男女平等が叫ばれていますが、生長の家では、神の子の本質において〝男女平等、男尊女尊〟であるが、男女の役割においては〝異質〟であると説かれています。

妻（母親、陰性原理）という位置は、夫（父親、陽性原理）を中心として夫に素直に従うという役割をもって、子どもにお手本をみせているのです。

この宇宙には「中心帰一」という根本設計、法則が厳然と存在していて、国は勿論のこと、社会や学校、それに細胞や原子にもすべて中心があると教えていただいています。

小宇宙といわれている家庭でも、その秩序にそって父親がピタリと無理なく中心におさまっている家庭は、家族が何となくほのぼのと明るく調和していますね。

ところが男女平等だといって、夫婦が陰陽逆転していますと、子どもが幼稚園や小学生の間は何とかなるでしょうが、中学や高校生にもなってくると、父親の意見にいつも反発したり、父親を軽蔑している母親には耐えきれなくなって、病気やノイローゼ、非行などに具象化される例が多くみられます。そしてこんな父親や、母親のことも軽蔑するようになってきます。

「小さい頃は親の言うことをよく聞いて、よい子でしたのに……」

と思春期になって反抗に手をやいている親御さんをよく見受けます。

『親を見りゃボクの将来知れたもの』（矢野壽男著）〈『生命の教育』誌平成八年二月号八〜九頁〉の中の和歌に、

家庭とは父きびしくて母やさしそれでいいのだうちは違うが（中二・男子）

十四年父の無能を吹きこまれようやく判った母の愚かさ（中三・男子）

というのがありましたが、何度読んでも子どもの観察力には感心し、反省させられますね。

長男（長女）、次男（次女）、末子といった生育歴の習慣や、この相談者のような養子という立場などいろいろありますが、一旦結婚して家庭を持ちますと、小宇宙としての「中心帰一」、陰陽調和、夫唱婦随の秩序に則って生活することが、すべての問題解決の鍵になってきます。

そのような事をお話ししますと、この母親は、

「今日主人が帰宅しましたら、早速あやまります。長い間私の考え方がまちがっていました。娘の姿は母親である私の姿でした。これからは『生長の家の教育』をもっと学んでよい妻、よい母親になります……」

と涙ぐまれ、このお母さんの質問のお蔭で同席の皆さんにもとてもよい勉強になりました。

③ 赤血球は男性原理、白血球は女性原理

『創世記』第一章の二七節には、

『神其像《そのかたち》の如くに人を創造《つくり》たまえり。即ち神の像《かたち》の如くに之を創造《つくり》、之を男と女に創造《つくり》たまえり』(原典は正漢字・旧かな遣い)

と記されていますが、「生長の家」でも、「人間は神様の自己実現である」と説かれています。

そこで、人体の解剖学を見ますと、人間の体の構造は宇宙の根本設計と同じく〝中心帰一〟、〝天地の法則〟で成立っていることに驚きます。

例えば肺の気管の枝分れを見ても、末梢の毛細気管枝が二本ずつ集まって少し太い気管枝になり、それが二本集まってもう少し太い枝になりして、最後には左右の肺の気管支が集まって、中心の主気管になっています。

これを逆にみますと中心から左右に分岐したあとは常に上下、上下という風に〝天地の法則〟に従って末梢まで規則正しく二分しながら走行していて、でたらめではありません。

血管の枝分れも同様であって、最後には中心動・静脈となっています。

その上、動脈は男性原理、静脈は女性原理をあらわしている、と谷口雅春先生の御講話で伺ったことがありますが、学生時代の解剖実習の時にも、太い動脈の下に少し細い静脈が抱かれるようにより添って走行し、静脈が動脈の上になるようなことは見られませんでした。

これと同様に、赤血球は男性原理をあらわし、白血球は女性原理をあらわしているということです。

赤血球は、消化管から吸収された栄養分と、肺を通して血色素にとり入れた酸素を、内臓各器官の新陳代謝に必要な成分として供給するはたらきがありますが、これは丁度、男性が社会に出て活躍し、その収入によって家族を養っている相《すがた》に似ていることがわかります。

又、白血球は、好中球、好塩基球、単核細胞、大、小のリンパ球に分かれていて、バイ菌を攻撃破壊する血球、あと片付けをする役割、大型ゴミや小型ゴミの収集、細菌や毒素に対して免疫物質をつくるものなど、いろいろの役割があります。

しかも、平素はニコニコと円満な円《まる》い顔をしていますが、外敵（バイ菌）が侵入し、生体にとって一旦緩急ある時には、俄然角を立てて向かっていくといった、優しく円満な中にもこの様な勇気を内に秘めている、そして大いなる中心者の指令に従って人時処三相応に変化する柔軟性をもっているという姿は、まさしく〝女性原理〟をあらわしているといえるのではないでしょうか。

④ 宇宙を貫いて存する法則

最近ノイローゼや強迫神経症、それに統合失調症（精神分裂病）の息子さんをお持ちのお母さんからよく相談を受けます。

イギリスの児童教育の先駆者であるニイルは、精神分析を教育に応用した新しい革命的教育の創始者でありますが、その彼が、

『およそ問題の子供というものは決して存在しない。存在するのはただ〝問題の親〟ばかりである』

と明言しています。『生命の教育』九〇頁にも、『子供の神経衰弱は親の神経衰弱、子供の夜泣きは親の夜泣き、子供の喘息は親の喘息、子供の成績不良は親の成績不良』といったことが書かれていて、ニイルの言葉は生長の家が提唱する「生命の教育」と同じ思想であると著者の谷口雅春先生が述べていらっしゃいます。

子どもの心身の健康や素行、進路の悩みなどの問題が起きたときには、子どもを治す前に先ず親の方が問題の原因に気付き、反省して、今までの生活態度を改めるよきチャンスとして受け止めることが大切だと思います。

それでは生活態度の何をどのように改めればよいのでしょうか？

「特別練成会」の質疑応答の時間に、子どもの問題で質問する母親に対して、生長の家総裁・谷口清超先生はいつも、

「ご主人はいらっしゃるんですか？　ご主人はどうおっしゃっていますか？」

とお尋ねになっていられます。

今の世の中は少子化で、子どもへの教育熱が高くなっています。講演会や家庭学級で知識を沢山仕入れてくる妻は、仕事に専念している夫よりも、教育や心理学の専門家の方が上だと思っていられるようです。

私に相談されるお母さん方も、
「夫に尋ねても頼りにならないので」
ときめこんでおられる方が多く、妻が夫の座にとって代って主導権を握り、まさしく陰陽逆転の様子が感じられます。

以前は〝地震・雷・火事・おやじ〟といって、父親には何ともいえぬ威厳があり、社会のルールやモラルを教えられたものですが、今は友達のような、ものわかりはよいが何となく力のない父親に変り、又、昔の「オフクロ」と呼ばれた、すべてを包んで癒してくれる懐かしい母親像から、車を運転して英語塾に連れて行くといった〝教育ママ〟に変っています。

人間はもともと一体であったものが仮に分れて男女の姿をとり、更に合体して新価値が創造されることが、『古事記』の神話に記されていますが、その体のわずか一部分のちがい故に、男の役割と女の役割の違い、天分の差が現われてくるのですから、このことは実に重大な意義をもっているといえます。

又、母親が子どもに対してもっている特殊な位置について、『生命の實相』頭注版第13巻五〇頁には、次のように説かれています。

『妻あるいは母親という位置は、非常に微妙な関係にあるのであります。(中略)最高の者の次位《じい》にあってそのほかの人よりは高い位置にあって模範を示しうるところの、結局妻という位置にある者が、良人に従順に仕える手本を示すということによって、妻以下の地位にあるものが従順になってくるのであります』

そして、子どもが素直でないという母親は、きっと自身がその良人に対して、あるいは姑に対して従順でない心をもっているのだと忠告されています。

又、新版『真理』第五巻七三頁には、

『無我になり、零《ゼロ》になるとき自己分裂がなくなり、対立がなくなり、夫婦の意見が完全に調和するのであります』

と妻の心の姿勢が説かれています。

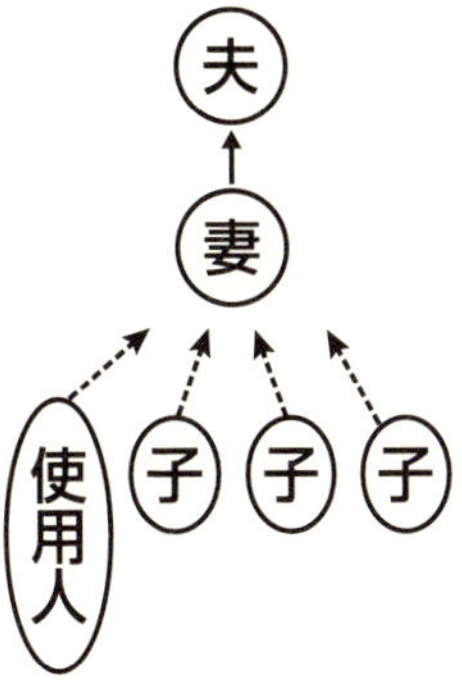

最近、統合失調症（精神分裂病）やノイローゼなどの患者さんが多いのは、妻（母親）の心の中に夫に対立した陰陽逆転・夫婦不調和による自己分裂が起り、その母親の自己分裂の心が子どもの心に直通して、子どもの脳のリズムに分裂症状を呈していることがわかりました。

かつて精神科の授業で、「精神障害は優秀でデリケートな青年に多い」と学びましたが、このような〝宇宙の法則〟に反した親の心をキャッチする子どもは、やはり賢くて優しくデリケートであって、ボーッとしていたり、大らかな気性の子どもには感受できないのは当然ですね。そこで、

「どうしたら早く治るのかしら」

と悩まれる親御さんの気持はよくわかりますが、先ず原点にかえり反省して、家庭の秩序を整える謙虚な姿勢が何よりも大切だと思います。

第二部

医師として、母として生きて

第二章　医師の立場から

1　私の診療方法

① 患者さんを礼拝する

私は今まで診療に対して医者と患者さんという一般的な考え方をしておりました。

これは決して患者を見下すというような横柄な態度ではなく、

「患者さんには〝まごころ〟をもって応対するのだよ。女だからといって卑下するのではなくて、偉そうにする必要はないが、女らしく、医者としての誇りと威厳は忘れるなよ」

という母の忠告はいつも守ってきていました。

ところが、生長の家の練成会ですっかり人生観が転換した後は、患者さんを病気の姿をして私を済度《さいど》して下さる「観世音菩薩様」として礼拝し、その上、

『汝らすべて神に於て一ついのちの兄弟なり』

と、どんな方が来られてもいのちの兄弟として親しく接し、お年寄りには私の親のように敬愛の心で対応させていただく診療に変りました。

病院では合掌こそいたしませんが、外来診察でも廻診のときも、患者さんの前で、一瞬、

「実相円満完全」

と内在の神のいのちを拝みます。

すると、ある時、入墨をしたヤクザの○○組の親分さんが、

「先生は違いますなあ、何様ですか？」

と問われ驚いて、

「私は人間様ですよ」

「いやちがう。先生は神様です」

とまじめな顔で言われたものですから、表面はどんな姿であっても、相手の神性を拝みますと、相手も私を神と観て下さるのだなー、と本当に感動いたしました。

又、老人病棟の廻診中にも一人の老母から同じように問われ、

「先生は仏様です。背後に二重の光輪が見え、後光がさしています」

と合掌して下さったのです。その方は敬虔な仏教信者だったそうです。

国立病院で患者さんに娯楽室へ集まってもらって、人間の体の不可思議な生理作用の具体例を話していた時のこと、

「こちらから見ていると、先生に後光がさしているのが見えて感激していたのですよ」

と看護婦さんからも言われたりするなど、驚くことが度々でありました。

② 善事だけを認める

それからの診療は病状を訴えられますと、私自身過去に沢山病気遍歴をしてきていますので、「辛いでしょうね」と、すぐ同悲の心になれるのです。

すると、患者さんは自分のことをわかってくれたとホッとして涙ぐまれます。

又、〝長所を認めて讃める〟練習をしていますと、今迄とは違って検査成績でも正常値の方が先に目に入りますので、例えば、

「コレステロールや中性脂肪、血糖値……は正常ですし、腎臓の働きも上等ですね。只、肝臓機能検査二十項目の内この二つだけが少し高いです」

という風に、先によい値から申しますと、

「この二つの他はそんなに上等なんですか。嬉しいですわ。そういえば家族が注意してくれても偏食や夜ふかしや無理をしていました。あれがいけなかったのですね。わかりました。これから改めます」

と、あれこれ注意しなくても、自発的に改善の決意発表までしてニコニコと帰って行かれるので、こちらまで嬉しくなります。

一週間後の再検査では早くも正常値となり、

「ちゃんとよく説明して、薬漬けでなしに治して下さるのよ。あなたも行ってみない」

と次第に喜びの輪が拡がっていきました。

医師会の先生方から、

「患者さんが多くてストレスがたまるでしょう。ゴルフでもして発散されたら?」

と時々ご忠告下さるのですが、

「私はこのような診療方法で患者さんがよろこんで下さると、ストレスどころか毎日が楽しくてありがたくて、ますます元気が出てくるのですよ」

と申しますと、不思議そうな顔をなさいます。

八人部屋の廻診でも、夫々《それぞれ》の方の長所を一つだけ見付けて讃嘆したり感心したり、頑固なお年寄りでもこちらが素直になって、目上の方として尊敬の念で頭を下げますと、ころっと態度が変って涙ぐまれるので、又々感動です。

又、アトピー性皮膚炎でも、アトピーになるようなお子さんやその母親は特に聡明で、感受性の強い共通点があって、皮疹《ひしん》が治ってきますと必ず理数系や音楽、絵画などに特技を発揮されていることがわかりました。

そこで、外来に連れて来られた子どもさんを診察する時は先ず始めに、

「ブツブツが出来て辛いのによく辛抱してこられてえらいですね。でもね、アトピーになるような人は、優しくて頭がよく、細かいことによく注意する性格なので、理数系に伸びるのですよ」

とお話しします。又、女のお子さんには、

「お絵かきの細やかな色の配合や、音楽のささやかな音の変化をキャッチ出来るすばらしい能力があるのですよ。よかったですね。

今、お母さんに食べ物や生活のいろんなことについて、お薬なしで早く治る方法をお話ししますからね」

そして検査成績の良い所をほめ、〝心と体の相関関係〟をわかり易く説明した上で、

「お母さんに色々注意された時は、心の中でブツブツ不満なことを思わないで、『それもそうやね、ハイ、わかったわ、お母さんありがとう』とハッキリ返事をしてから自分の考えを言ったらよいのですよ。すると心の中にストレスがたまらないから体の新陳代謝が正しくなって早く治るのですよ。あなたならきっとやれますからね」

と長所を認めて、善き言葉で断言いたしますと、子どもさんは素直ですからコックリとうなずき、目を輝かせて帰って行かれます。

「先生がとっても讃めてくれて嬉しいよ。僕が数学の好きなことを先生はわかっているんだね。これからはお母さんの言いつけをちゃんと聞くよ」

と言いながら、始めはボリボリかいていたのが、四、五日すると発疹が自然に剥離《はくり》して、二週間もすると、すっかりきれいな皮膚になりましたとの報告をいただきました。更に、

「いつも主人が先々とあせるな、もう少しゆっくりさせてやれ、と言っていたことが今やっとわかりました。やっぱり妻は夫に〝ハイ〟と素直になることなんですね」

としみじみ話され、子どもさんの病気を機縁に、家族が一層仲好《なかよ》く心身ともに向上していかれる姿を拝見する度に、私は「肉体医療」だけでなく、更にそれを超えた「全生命的医療」に無上のよろこびと使命感をもって従事しておりました。

③ 感謝の心をこめて

ある日外出から帰ると、次のような留守番電話が三回入っていました。

「先生、九十歳の父が今緊急入院して、呼吸困難のために気管支切開をしないといけないのだそうです。この年齢になって父の体にメスを入れてほしくないのです。一所懸命父に聖経『甘露の法雨』（生長の家の真理の言葉が書かれたお経）を読誦しているのですけれど、どうしたらよいのでしょうか」

と悲痛な声で訴えておられるのです。

そこで夜遅かったのですが、早速電話を入れました。

「私はあなたのお父さんを診察していませんので、一般状態や検査成績も判らず何とも申し上げられませんが、とにかくお父さんだけでなく、お世話になっている病院の院長先生や主治医を始め、看護婦さん達やそのご先祖様方に、

〝この度私の父が大変お世話になりましてありがとうございます。どうぞよろしくお願い申し上げます。これから読誦いたします『甘露の法雨』は、神道・仏教・キリスト教などあらゆるよき宗教の神髄を今の世の言葉で書かれた真理の言葉でございます〟

と前置きして、〝感謝の心をこめて〟お読みになって下さい。その後は安心して、一切を病院にお任せになれば、最もよき方向に運ばれますよ」

と申しました。

「ああ、そうですか。私は〝父が気管支切開をせずに助かりますように〟と、こちらの都合ばかりを考えて聖経読誦をしていましたが、病院の先生やお世話になっている方々と、そのご先祖様にも感謝するとは全然気がつきませんでした。それにその方達に〝感謝の聖経読誦〟をさせていただくとは、何とすばらしいことでしょう。ありがとうございました。何だか肩の荷が下りたようで気が楽になりました」

始めと打って変ったような明るい声のお返事で、私もほっといたしました。さすがに信徒さんだけあって、素直に、正しく理解して下さいました。

生長の家白鳩会総裁・谷口恵美子先生は、その年の全国大会で、

「『汝ら天地一切のものに感謝せよ』、これが生長の家の教えでございます……」

とお話になりました。その時、私は毎日『大調和の神示』のこの御言葉を拝読させていただいてよく判っていたつもりでしたが、

「ああ、そうだった!!」

と、新鮮な感動となって、今更の如く胸に響きわたり、

『どんなことがあっても、今日一日を、〝唯、ありがとうございます〟で過していこう』

と思いました。

「先生、あれから急に父の病状が快方に向かい、気管支切開をして人工呼吸器をつけなくてもよくなったんですよ。今迄私は自分のことばかり考えていましたが、沢山の人達のお蔭で生かされていたのですね。本当に良いことを教えていただいてありがとうございました」

と、二日後にとても嬉しい電話を下さり、普及誌の愛行もこころよく受けて下さいました。

このように介護者、特に肉親の介護者の思いは病人に直通して病状を左右します。

この娘さんの老父に対する心配な気持はよくわかりますが、病人に対しては今迄の御恩に、又お世話になる人達にも感謝したり、他の患者さんの幸せを祈るとか、小さな深切をしていますと、心配の念はプラスの行動で打ち消されるだけでなく、喜びとなって返ってまいります。

更に、聖経読誦の功徳は計り知ることができません。

私は新しく病院に赴任する時には、その前に一定期間、院長先生、諸先生を始め、患者さん、看護婦さん、職員の方々、更に病院の建物や地霊様にも聖経『甘露の法雨』の読誦を行い、毎朝感謝の心で出勤簿に捺印《なついん》し、まごころをもって勤務させていただいていました。すると、ふ

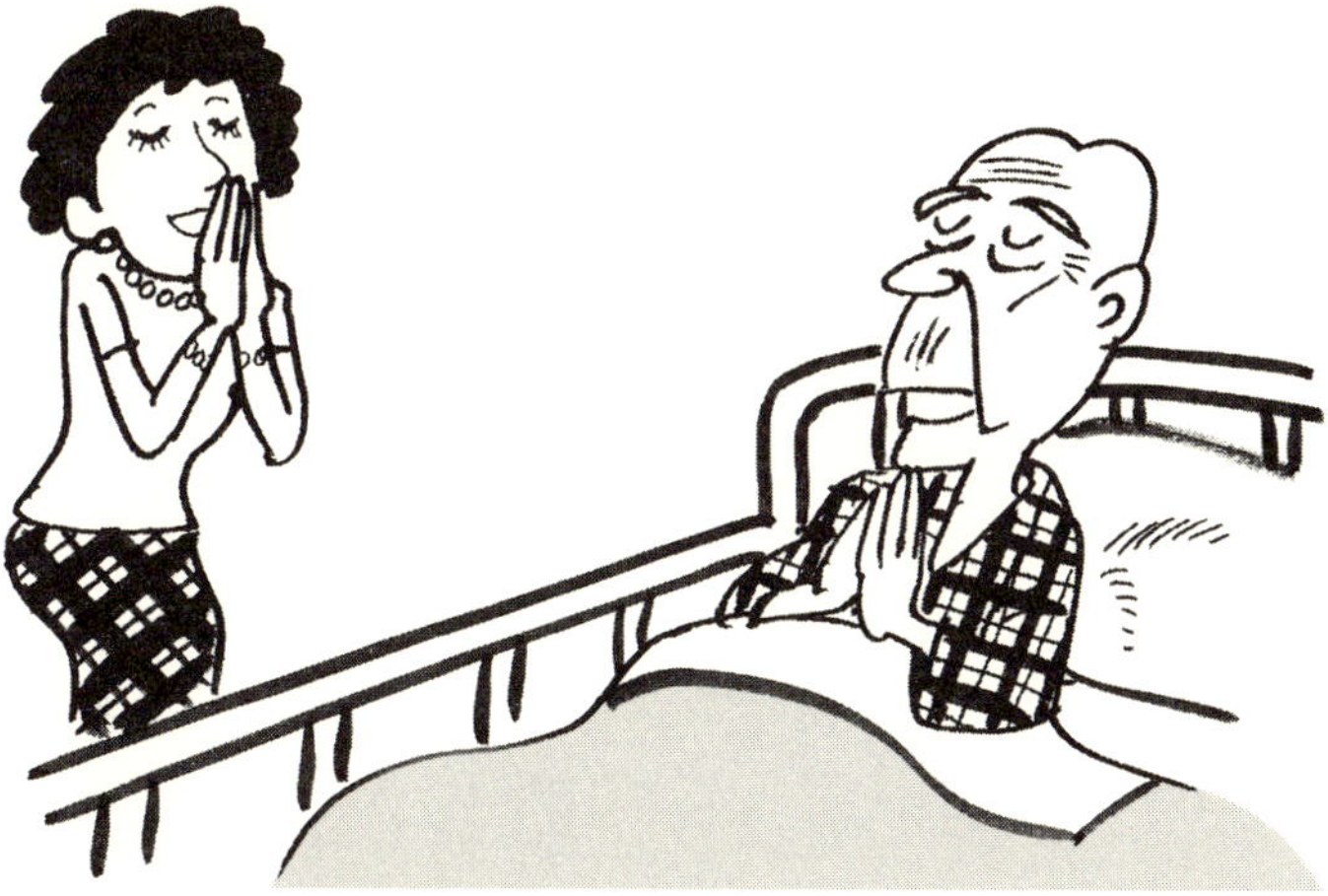

介護者の思いは、病人に直通して病状を左右する

とインスピレーションがおこり、問題が起っても事前に善処できて、四十年間の勤務中に医療過誤は全くありませんでした。

唯物主義の現状では現象処理も大切ですが、このような目に見えない心の世界や、神仏の御守護、お導きもおろそかには出来ないと思います。

かつて、谷口雅春先生の御講習会で、

「下水や道路など現象面で困ったことがあれば市役所の市長さんに相談をもちこむでしょう。ところが精神面で困ったことが起った時には、地域の氏神様《うじがみ》にお参りして、具体的に申し上げてお導きを頂いたらよいのですよ。氏神様は第三義の神の中の高級霊であって、常に住民の幸せを御守り下さっている神様ですから」

と拝聴したことがありました。

先達《せんだつ》て、ある小学校のＰＴＡで健康講話のあと、役員さん達から校内暴力事件で困っているという相談を受けました。

現在、崩壊寸前になっている学校問題や、職場のトラブル、家庭の不調和なども、現実に現われている出来事を「悪」と認めて、これを改善しようとしても仲々思うようにゆかないことが多いようです。

そこで、ＰＴＡの役員さん達に氏神様祈願のことをお伝えしたところ、早速実行なさいますと不思議な経過をたどって次第に鎮《しず》まってきたと、とてもよろこばれました。

2 生命が伸び伸びとする方法

① 深呼吸の効力

私がかつて病気を繰り返し、心臓衰弱で自宅療養をしていた時、阪大の恩師が心臓病の医学専門書（タイトル不明）を貸して下さったことがありました。

そこには「狭心症」の定義として、

『狭心症とは心筋の栄養を司っている冠状動脈の乏血である。乏血とは酸素欠乏のことである』

と記されていました。

「冠状動脈の酸素欠乏であるのなら酸素吸入をしたらよいのだ――」

入院中であれば酸素吸入の用意はあるのですが、自宅まで酸素ボンベを運ぶのは大変だし、

〝アッ、そうだ、酸素吸入の代りに深呼吸をすればよいのだ〟

と気がつき、更に、

「冠状動脈の酸素欠乏による乏血が狭心症を起すのであれば、この定義を逆に考えると、深呼吸をすれば酸素補給になって、冠状動脈の乏血が〝豊血〟になる。すると狭心症が〝広心症〟となって治るのだ」

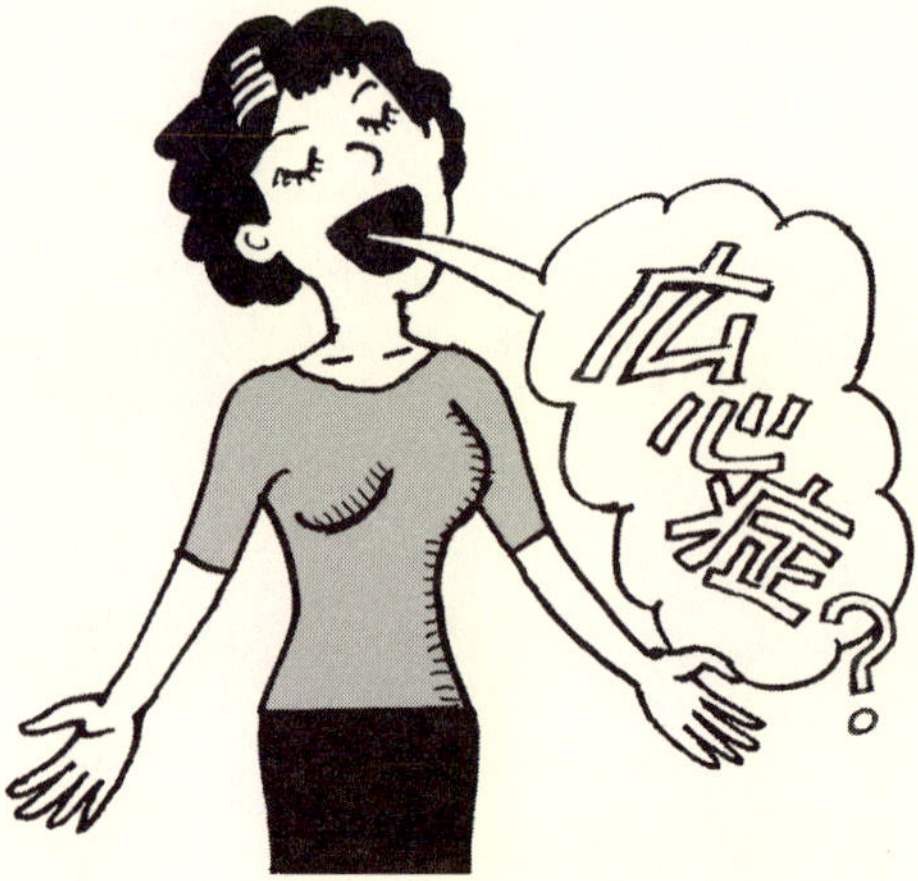

深呼吸と言葉の力が、病気の回復・予防に役立つ

深呼吸ならいつでも手軽に出来ますし、冠状動脈拡張剤や安定剤にもまさるこの妙法は副作用もなく、しかも無料です。

これは大発見だ、病気で落ち込んでいた時ですから私は小躍りしました。

早速縁側のガラス戸を開けて深呼吸を始めた時、フト、明治天皇の御製が頭に浮んできたのです。

朝みどり澄みわたりたる大空の廣《ひろ》きをおのが心ともがな

これは澄みわたった大空のような広い心を我が心としたいものだ、という明治天皇の大御心《おおみこころ》と拝察いたします。

ひろびろとした心、これこそ〝広心症〟、病いの癒される心なのですね。

私は、家族のことや病気に捉われて、大空のような心と、大息をするのを忘れていたのでした。

次にこの医学書の中程には「心筋梗塞」の定義が書いてありました。

『心筋梗塞発作後の快復期には、以前は長らく安臥《あんが》を保ったものであるが、最近では発病一週間で歩行を始め、その後は、次第に階段の昇降や、坂道を歩く練習をする。

何故かというと、血管がつまって梗塞になった組織は壊死《えし》になって血液は通わないが、階段の昇降や坂道を登る度に深呼吸をして酸素補給がよくなると、梗塞になった手前から〝バイパス血管〟が新生されて、やがて先と交通して血液が流れ出すのだ』

つまり、長らく安静にしていては酸素給源が不充分であるため、バイパス血管が造られず、いつまでも服薬を続けなければなりません。

これが生きている肉体生命の自然治癒力なのでありまして、人間の体が道具類のこわれたのと違うすばらしさなのです。

その為には、修繕の材料であるお食事を、三食バランスよく頂くことが必要です。

病苦の窮地に於て与えられたこの医学書によって「心臓病の定義と治病の原理」を学んだ私は、直《ただ》ちに寝床《ねどこ》から立ち上がり、ふらつく体をうば車にもたれさせながら副食の買出しを始め、近くの丘陵地を朝夕二回、雨の日も風の日も、年末年始関係なく、一歩一歩上り続ける内に、遂に狭心症を克服することができました。

その後、心筋梗塞で入院された女の患者さんにこのことを説明し、実行されていますと、心臓の血管造影の検査で立派にバイパス血管が新生し、血流が完全に回復しているのを確認して、医療担当者や患者さんも大よろこびなさいました。

私が国立療養所に勤務していた時、肺病の患者さんが一様に肩や首の筋肉が固く、前かがみなので、

「時々深呼吸したことがありますか?」

と尋ねてみますと、

「生まれてから一度もそんなことをしたことはありません」

と言われ、驚いたことがありました。

特に胸の病気は「安静」が大事だと言われるので、体はベッドに休めて「静」はなさっていますが、精神的ストレスの多い習慣的気質に加えて、長期療養の為にイライラや心配、絶望感などで少しも「安」、つまり精神的な安定がなされていないのですね。

そこで、

「いろいろな事情がおありでしょうが、暫《しばら》くそれを横に置いて、一度静かにゆっくりと大息をしてみましょう。

ハーイ、静かに息を吸って、少しずつゆっくり吐き出しましょう。

アー、楽になった、楽になった、肺さん、体さん、ありがとうございます……」

休憩室に集まってもらった十数人の患者さんに、ゆったり声をかけながら、毎日短時間練習を始めると共に、偏食を改めて病院食をどのおかずにも箸をつけ、次第に全量摂取していただきましたところ、一時的に痰《たん》の量や咳が増えて悪化したように見えましたが、これによって肺内の老廃物が喀出《かくしゅつ》されて自然治癒力が高まり、血液検査成績やレントゲン所見がめざましく回復すると共に、又、肩凝りがとれたとよろこばれるなどこの噂が院内に伝わって、こちらの病棟に変らせてほしい、と他の病棟の患者さんから声がかかるようになって驚いた程でした。

高血圧の患者さんにも同様に、

「あー、楽になった、楽になった」

と私が声をかけながら大息をしていただきますと、一回毎に二十ずつ血圧が下がって百八十が百六十、百四十になり、それ以下にはなりません。つまり、高血圧は正常値まで下がり、低血圧は正常値まで上昇することを外来診察で度々見てまいりました。

これは、深呼吸と言葉の力によって血管の緊張が除かれ、血液循環がスムーズになるものですから、どんな病気の回復にも、病気の予防にも役立ちますので、食前食後とか、トイレの前後に一回ずつなさってみて下さい。


私が生長の家に初めて御縁をいただいたのは昭和四十八年ですが、十一月の宇治短期練成会に参加し、早朝行事の「基本的神想観」の実修中に、すばらしい呼吸法に感動して、狭心症の胸苦しさから一ぺんに解放され、心臓が温かく充実したことを今更のように思い出されてまいります。

この「基本的神想観」の呼吸法と観念は、実修者自身で生命磁気を一層速やかに発現せしめる〝生命磁気発現の速成法〟であると、『詳説神想観』（谷口雅春著・日本教文社刊）の八四頁に説かれています。

それは、瞑目してしずかに鼻より息を吸い、胸一杯に空気が充ち満ちる〝胸式呼吸〟から、今度はみずおちを後方へ凹《へこ》め、同時に下腹を前方に膨らますようにして上腹の息を下腹へ落すと、下腹に脹り充ちた感じが起ります。

胸式呼吸で胸一杯に吸い込んだ空気が、横隔膜がグーッと下がることによって、肺は全部にわたって拡張し、肺の下縁《かえん》も著しく下降するので、この呼吸法によって平素の呼吸法の三倍である千五百ＣＣもの空気が入ることになります。

横隔膜が下がって肺が下方に拡張する腔間《くうかん》を生理学では「補腔《ほくう》」とよんでいますが、平素普通の呼吸では、補腔まで活用されていません。

しかし、朝夕の神想観や、折りをみてこのような深呼吸をしていますと、肉体的には、酸素・炭酸ガスのガス交換が充分行われると同時に、横隔膜や胸郭《きょうかく》筋肉の伸縮をはじめ、肋骨《ろっこつ》の上下運動によって胸部だけでなく、腹部も刺激されて血液の浄化や循環が活発になるので、全身の新陳代謝が順調になって健康増進のために最高の〝完全呼吸法〟であると気付かせていただきました。

しかも空気を吸うと思わず、神様の英気が流れ込むと念じて、神の無限の生かす力に満たされている、生かされている、という感じを潜在意識の底までも自覚させ、それから静かにもれるように息をはき出します。

これを毎日実修していますと、一ヵ月半経った頃、両手の指先がピンク色になってきて下半身の冷えも治り、本当に神に生かされ全身が躍動するのを実感するようになりました。

最近多くなってきたといわれる「脳虚血症」（脳血管の攣縮《れんしゅく》によって時々フーッと倒れそうになる）や「虚血心臓」（胸苦しくなる）等の方は是非実修なさることをおすすめいたします。

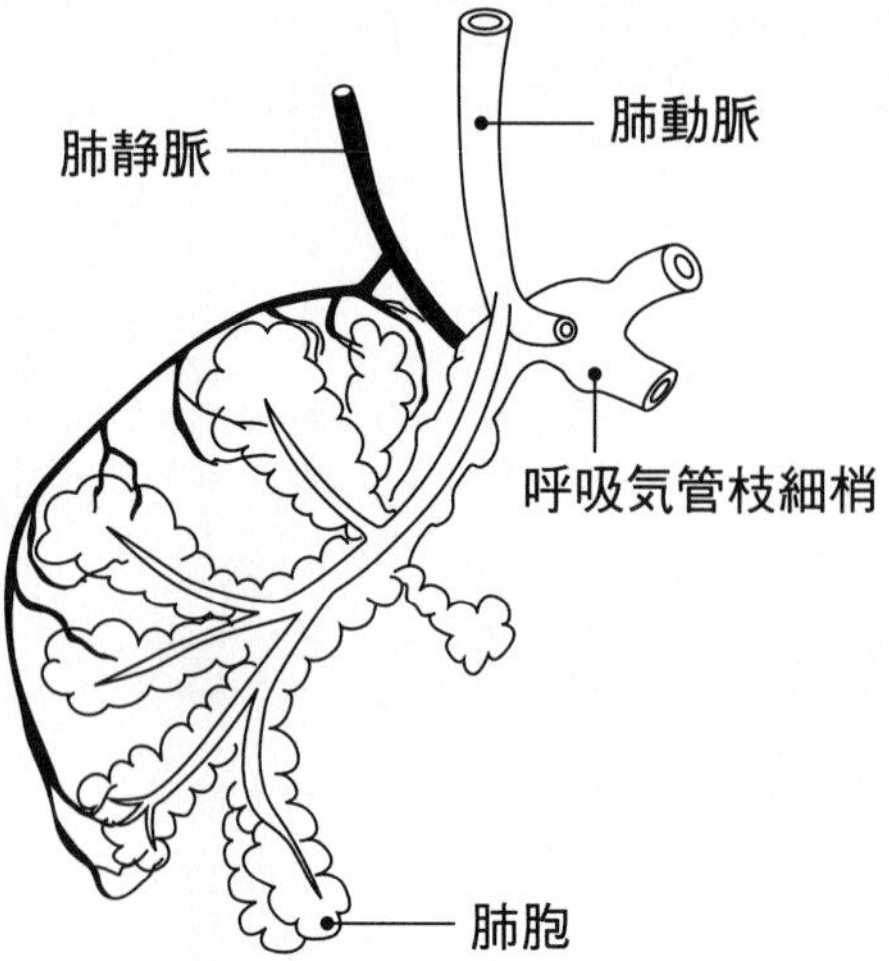

肺の構造模型図

肺の構造として、気管支が枝分れした末梢では最小気管枝細梢となり、ここには呼吸を営む「肺胞」というブドウ状の風船のような袋がついています。

この肺胞は弾力線維《せんい》に富んでいてゴムのよ

うに伸びたり縮んだりするように造られていますので、いつも静かにしていないで時々深呼吸したり、坂道や階段の昇り降り、それに、

「アッハッハー」

と声を出して大笑いなどしますと、その度に肺胞の弾力線維が伸縮していつまでも弾力性を失わないために、肺活量がふえ、酸素・炭酸ガスの交換が盛んになって、新鮮な血液が全身に送られる何よりの健康法であります。

老人に肺気腫がよくみられますが、これは肺の弾力線維が線維化されて弾力性が乏しくなっているため、吸う息は入っても呼《は》く息は押し出されず肺がふくらんだままで、呼吸がとても苦しくなります。

これは若い時からかぜをひき易く、仲々気管支炎が治りにくい人や、煙草をよく吸って肺に慢性炎症を起したりしていますと、次第に弾力線維が再生できないままシワシワになって、肺線維症から肺気腫になってしまいます。

これの予防は、やはり偏食を改め、三食しっかりいただくこと、時々深呼吸をすること、それから胸に思いをためないで、明るい面を見て、プラス思考で暮すことですね。

②「笑筋」さん――表情筋

かつて言葉というものは発声音だけだと思っていましたが、生長の家では〝思念と発声音と表情〟の三つをコトバと言い、私たちは自分の言葉の使い方一つ、心の持ちよう一つ、表情一つで、今まで暗く不幸であった日常生活が明るくもなれば、幸福にもなり、今まで病弱であった体が健康にも、常人以上の精力を発揮することができるようにもなり、衰えていた運命の開拓も徐々に意のままになって来るのである、と教えられ、言葉の大切さを初めて知りました。

私は幼稚園の頃から、何故かわからない悲しくて死にたいような思いがこみ上げてきて、いつも暗い表情をしていたようでした。

たしか小学校の二年生頃、度々母に、

「映画俳優でもどちらの顔が美しいか、鏡を見て笑顔の練習をするのだよ。ましてお前はみっともなくて無表情だから、尚更《なおさら》笑う練習をしないと、人様に不愉快を与えて将来お嫁のもらい手はないし損をするよ。母さんは嘘は言わん」

と断言されるので、改めるどころか落胆と悲しい思いが倍増し、鏡には布をかけ、人様に不快を与えないように大きなマスクをかけて遅れて通学するようになりました。それが、

「お前は一寸《ちょっと》ユニークな顔をしているから笑顔の練習したらステキになるよ」

とでも言われたものなら、私は素直ですからウフフ、アハハと練習し、それからの運命がどんなに変っていたことか。

暗い表情が磁石となって、暗い事が次々と吸い寄せられ、精神的ストレスから体調をくずしてくり返し病気遍歴したことが、ふり返ってみるとよくわかります。

宇治短期練成会に始めて参加した時、講話の中で、

「人間は笑うのが特権だ、動物は笑わない」

とお聞きした瞬間、

「ああ、私は今まで人間ではなかった！　牛か馬か、痩せた豚だったのか」

本当にびっくりしたのです。

その時フト、医学生時代の解剖学の授業が頭に浮び、

「頬の筋肉の下に『笑筋』というのがあって、この筋肉は人間だけについていて、動物にはない、と習ったことがある！　人間だけに笑筋がついているのであれば、笑うのが人間の特権であるのは当然だ。

神様は折角万物の霊長である人間だけに笑筋をつけて下さっているのに、私は今まで使って

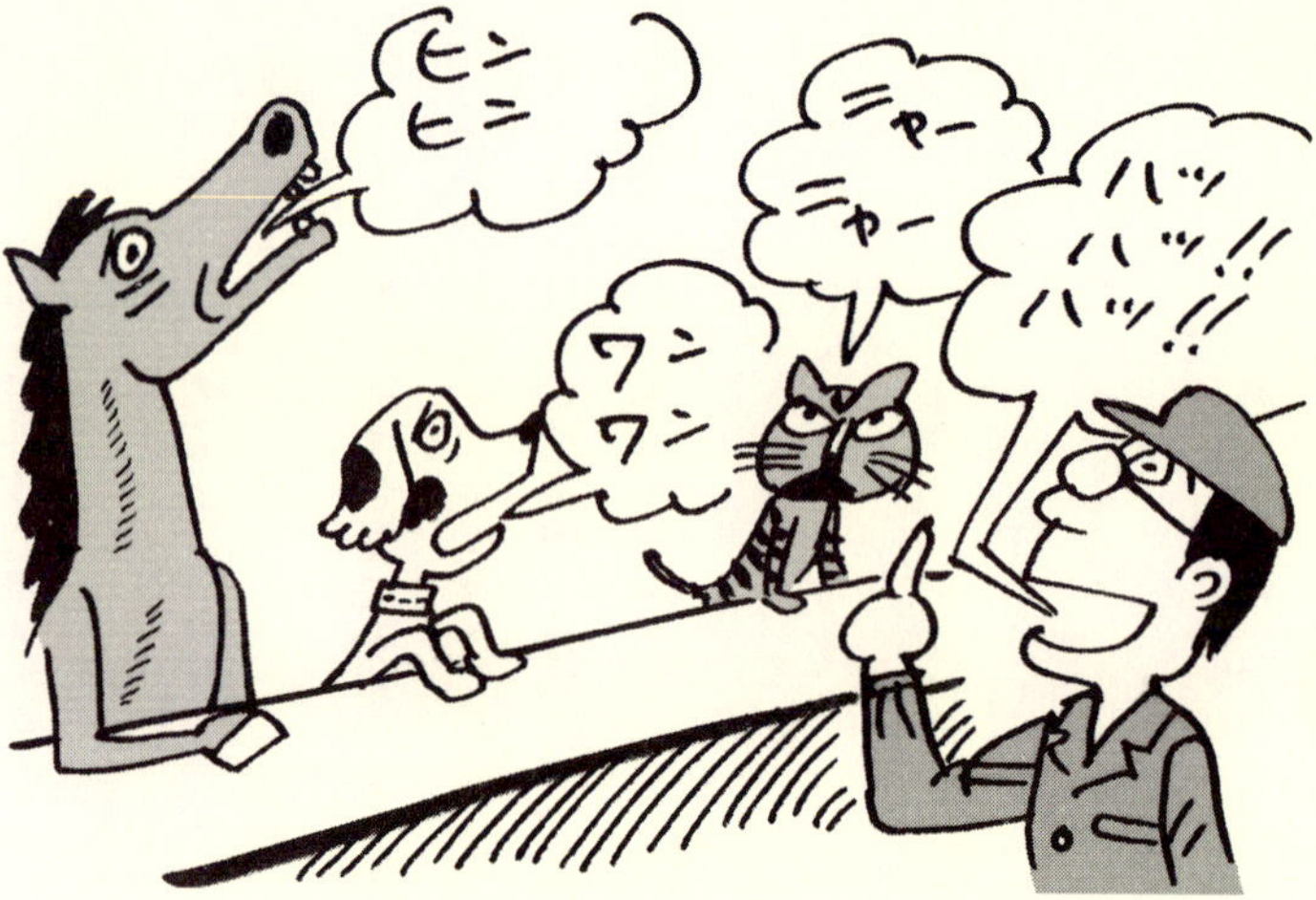

「笑う」ことは人間だけが持つ特権

いなかったのだ。ああ申しわけないことをした。神様、すみませんでした。笑筋さん、ごめんなさい」

　と即座にあやまり、頬をマッサージしてもみほぐし、口角を上に引き上げ、眉間《みけん》をひろげながら、

〝わが魂の底の底なる神よ、無限のよろこび湧き出でよ、うれし楽し、アッハッハー〟

　先導の先生に合わせ、練成員と一緒に生まれて初めて大声をはり上げて十分間笑い続けました。自分の潜在意識の辛い思いや、他人と比較して劣等感に追い込んでいた過去の私でありましたが、『人間神の子、なくてはならない尊い存在として使命をもってこの世に生を享けているのだ。同じ性格の人が二人いたら一人召される』

と伺った時、全世界の人口六十億人中、私と同じ人間はいない、一人一人が尊い存在だったのか、そしたら私はこのままでよかったのだ、他人と比較して卑下することはなかったのだと気付かせていただきました。

こうして真理に目覚め、神性開発練成会の最終日、「笑いの大会」で一等賞を頂きました。自宅でこの賞状を見る度に、四十七年間苦虫をかんでいた私が笑いの賞を頂けるなんて、生長の家の練成会は何と不思議な有難い所だことと、又しても笑いがこみ上げてくるのでした。

当時小学校六年生の息子は私の変身に驚き、

「お母さん、えらい変ったなー」

「そーお、どんな風に変った？」

「良いおっかあになったなー。その顔いいよ、一日中笑っとれ」

そこで日曜日一日中〝うれしたのし〟と笑顔で家事をしていましたら、月曜の朝には、

「お母さん、病院で白衣を着て診察する時は、病気の患者さんが来られるから、もう一寸ひきしまった顔をするんだよ」

何と適切なアドバイスだこと。

「そうね、よく注意してくれてありがとう。また何か気が付いたら遠慮せずに言ってね。もっ

と良いお母さんになるからね」

こんなに素直に語り合える自分が本当に嬉しくなりました。

最近、解剖学の筋肉の項を開いてみますと、やはり「笑筋」が図示されていて、耳下腺咬筋《じかせんこうきん》筋膜から出て口角に終り、顔面神経に支配され、その作用は口角を外方に引く、と記され、これは人間だけにあって、動物にはついていないと明記されています。

尚、驚いたことは、稀に異常として欠如したり、あっても口角まで達していない人もあるのだそうです。

恐らく先祖代々特異な家系か、律儀で几帳面な家柄のため、代々堅苦しい表情をしていると、遂に笑筋が退化したり、口角に届く程発育しないのではないかしらと想像します。

全身の筋肉の運動や、足腰を鍛えるのと同じように、笑筋さんも使ってあげると、いつまでも表情豊かに若々しく過せるに違いありません。

私が男性の大部屋を廻診していた時、しきりに感心したような声が聞こえるので、その患者さんに尋ねてみますと、

「阪大病院に居られた時の、あの内田先生ですか、本当にあの先生ですか？　えらい変られましたなー」

又、女学校の同窓会でも、やっぱり、

「あの一年Ｄ組の時の内田さん？　ほんとにそうお、どうしてそんなに変ったの」

と不思議がられる度に、

「これが種本よ」

と『生命の實相』と生長の家の普及誌を差し上げています。

ある時、何か悩みの相談に来られたらしい患者さんが、私が診察中だとわかると、ドアをあけてチラッと私を見ただけで帰られるので、追いかけたところ、

「先生のお顔を見たら、相談しなくてもわかりましたわ。ありがとうございます」

と言われ、こちらがあっけにとられたことがありました。

又、食道静脈瘤破裂の緊急手術や、腹水《ふくすい》のたまった肝硬変末期の二人の患者さんが、

「薬づけでなしに、生命医療の先生の病院へ入院できて嬉しい、嬉しい」

と、毎日楽しそうによろこんでおられると短時日の間に、肝臓機能検査成績がすっかり改善され、退院後復職して数年経た今日も、検査に全く異常がみられず元気に過しておられます。

明るく愛深いということは、自分の運命がよくなるばかりでなく、周囲の人びとにも幸せを

与える太陽の光のようなものであると言われています。

家庭や職場に困った問題が起り笑えなくなった時には、問題を一寸横に置いて、柱にかけてある「えびす様のお面」の上品で、屈託のない、何とも言えない優しい笑顔を眺めては、やけくそに笑顔の練習を続けていましたら、とうとう何が起っても「笑筋さん」が動き出す私になりました。

3　医学と正しい宗教の融合

①　症状に感謝する心をもとう

私がかつて大阪大学第二内科の研修生であった頃、故福島寛四《かんし》教授より、病気というものは長い間の偏食と精神的ストレスによって新陳代謝が歪められ、細胞組織の変性が具象化したものであるから、治療に当っては先《ま》ず食生活の正しい指導と、精神的ストレスを除き心が安定になるよう説明することが内科医の務めである、と教えられたことは既に書かせていただきました。

一般に病気になると、どうしても不安になったり、早く治らないものかと焦りがちですが、今までの生活態度の間違いで起るのですから、一度しっかり反省し、改善するよい機会です。

そこで何よりも先ず、

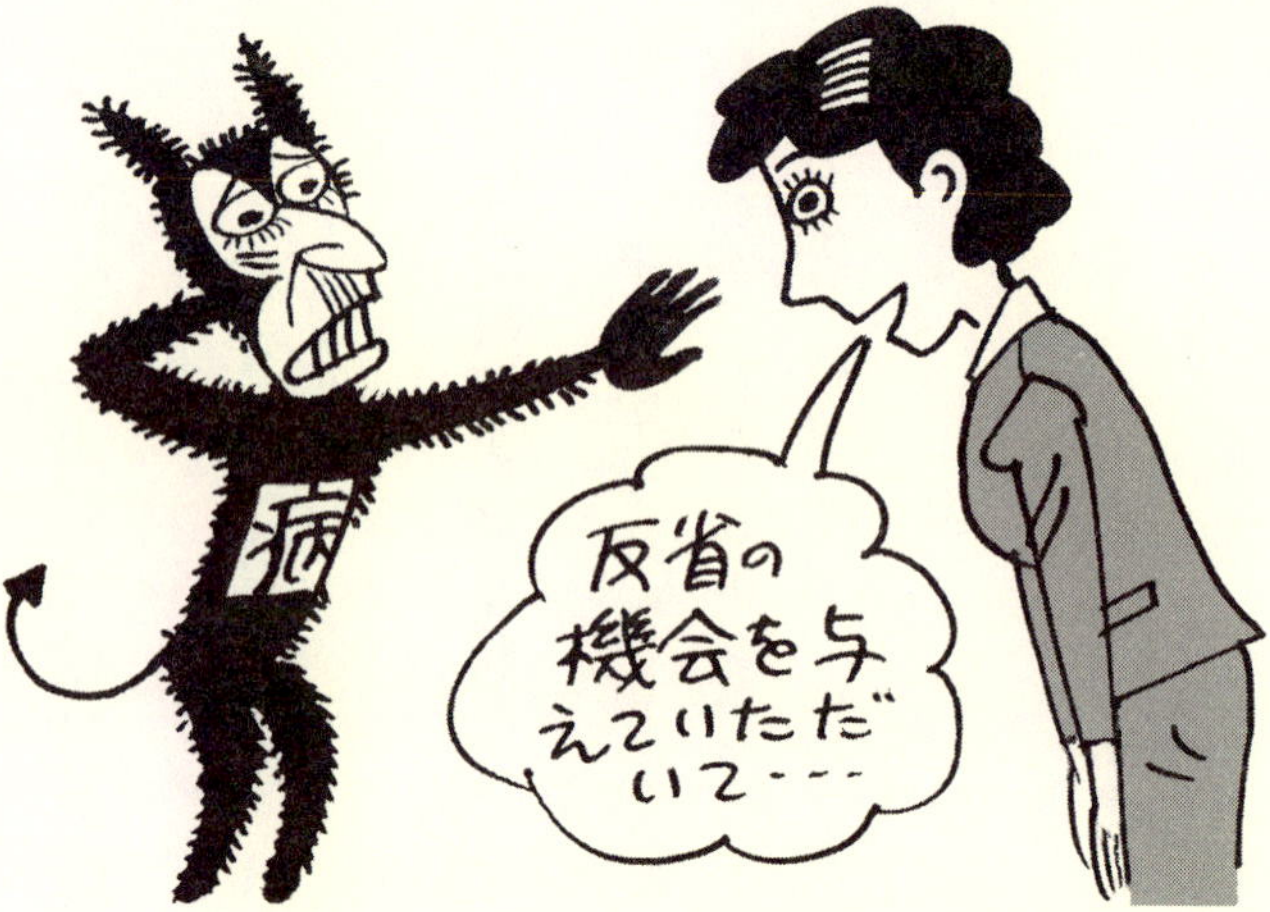

病気は、自分の体さんにあやまる反省の機会

『病気を引き起したのは私です。体さん、すみませんでした』

と反省し体にあやまります。続いて第二には、

『反省の機会を与えていただいてありがとうございます』

と病気に感謝します。

これで病気の種子は消えてしまいます。

しかし、反省と感謝をしてもすぐには治りません。

気持をおだやかにもち、偏食を改めて食事を三食しっかり頂くようになりますと、新陳代謝が活発になって自然治癒現象が始まるので、老廃物を出すために咳や痰がふえたり、下痢として排出するために腹痛が起ったりして、病状が悪化したのかとよく心配されます。

又、熱が出たら普通は解熱剤で下げようとしますが、福島教授は、「熱というものは、老廃物を吸収したり、体内に侵入した細菌を攻撃する自然治癒力の働きなのだから、絶対解熱剤を使用してはいけない」と病棟廻診時に何度も注意を受けました。

体が必要にして出している熱を無理に下げますと、余病が出たり回復がおくれるのは事実です。

関西医大の勉強会でも肝臓病の専門家が、肝炎の時GOT、GPTの数値が高くなっていると病状が悪いと考えている人がいるが、決してそうではなく、肝炎ウイルスを攻撃する働きが生体に強いときにこの数値が高くなる。つまり、数値が高いのは治そうとする体の力が強力に働いているということで、症状に感謝しなければならないのだと言われました。

治る過程に於て、老廃物が排泄され、傷ついた細胞が一皮ずつ剥離したあとは細胞が再生され、新しい組織ができるまでは三ヵ月、六ヵ月、あるいは一年と日数がかかりますがその間、症状が起伏することがあっても心で摑まないで、症状に感謝しながら治るのを待ってあげることが大切です。

ストレス学説で有名な、カナダのモントリオール大学のハンス・セリエ博士も、精神的ストレスを除き、病気の回復に最も必要なことは、感謝の心を持つことであると述べられていました。

聖経『続々甘露の法雨』には、こんな一節があります。

『一切の人に、事に、物に、症状に感謝するとき、／其処《そこ》に本来の平和は汝の心を訪れん。／心の平和は／神の癒しの波動と同波長なり。／心の平和あるところに／神の癒しの波動は宿り来りて／健康の姿となって顕《あらわ》るべし。／汝よ、心安らかなれ。／健康は既に汝を訪れたりと知れ』

◇〝**痛いさん、ありがとうございます**〟

平成八年の暮、ふとしたはずみに右膝関節の屈側部に電撃痛が走り、歩行が困難になってしまいました。

よく考えるとやはり「心」に原因があったので早速懺悔し、反省の機会を与えられた事を感謝したあとは、

「痛いさん、ありがとうございます」

と症状に感謝し、毎日よくなる、と念じていました。

悪い脚《あし》をかばう為か、良い方の脚から腰、背中まで筋肉痛がひろがり、体の重心が狂って転倒するので腫れと痛みは増す一方です。

どこが悪くても先ず安静が第一ですが、膝関節は一寸した立居振舞いにも屈伸し体重がかかる場所なので、仲々安静を保つのは困難です。そこで一般には腕関節のように早く治るのはむずかしくて、整形外科のリハビリでも老人の膝の故障が一番多く、関節腔内の注射や内服薬、貼布薬《てんぷやく》等で痛みをおさえておられます。

炎症が起ると腫れて痛むのは当然ですから、治療はせずに自然治癒を待つことにしたものの、体調が悪くなると気分も落ち込みがちになってきます。そこで、

「よーし、もうこうなったら沈むところまで沈んでしまえ」

と自分に変な気合をかけ、そのまま目を閉じていました。

すると、前年の生長の家兵庫教区大講習会で、一日六千回感謝の言葉を唱えていたら末期の子宮癌が癒され、医大病院の医師団がびっくりされたという体験談がフッと頭に浮んできたのです。

私は今、すっかり〝うつ状態〟になって少しも有難くないけれど、一体千回唱えるのに何分位かかるのかな、と思って、仰臥《ぎょうが》したまま柱時計の秒針で数えてみると十七分。

ここまでくると惰性になって、天井の節目を一つずつ追いながら、

「ありがとうございます、ありがとうございます」

と唱えつづけていました。

するとと温かいものが体の中から湧き上がってきて、もう力《りき》むことも落ち込むこともいらない、そのまま素直に受容すればよいのだと、とても安らかな思いになっていたその時、知人から陣中見舞いの電話がかかりました。やがて迎えの車でそのお宅に伺い、ご馳走を作って食べさせて下さったあとは、三人で枕を並べて楽しい話に花を咲かせました。

私の失意の時にこのご愛念が身にしみて嬉しく、心身共に蘇らせて頂くチャンスとなりましたが、この世の人間がこんなに嬉しいのなら、「ご先祖供養」をする時も、仏前でお経（真理の言葉）を誦《あ》げる「法施」だけでなく、故人の好物や食膳をお供えする「物施」も、ご先祖様が子孫の愛念としてどんなに喜んでお受けになることかと、身をもって痛感したことでした。

かつて、基礎医学の授業の時に、粘膜は三週間で再生され、臓器は三ヵ月、骨は三年を要すと学びましたので、少なくとも三年間は正坐せずに膝を伸ばしたまま、遠歩きをしないように、そして修復材料である食事を正しく摂《と》り、膝の腫れや痛いさんに感謝しつつ、過していますと、三年後には殆ど自然治癒し、骨のレントゲンにも異常がみられませんでした。

② 神業の転勤

既に第二章で述べました「私の診療方法」（一二二頁）、これは谷口雅春先生が、子どもの本質の絶対善なる神性を信じ、長所を認めて讃め、善きコトバの力によって内在の無限力を引き出す教育法を「生命の教育」（生長の家の教育法）として御提唱下さっていますが、私はこの同じ方法を「生命の医療」として、日々の診療に活用させていただいたのでございます。

すると間もなく、当時勤務していた公立診療所の患者さん達から喜びの声が聞かれるようになり、私も使命感に燃えていたのですが、一ヵ月を過ぎた頃、

「院長先生と比較して、内田先生の時は診療収入が少ない」

と、事務長さんから苦情がきました。

「これは困ったなあ、薬なしで自然治癒する正しい医療をしているのに。

神様、一体どうしたらよいのでしょうか」

祈れども何のサインも頂けないのは、〝暫《しばら》く待て〟ということかもしれない。

やがて二ヵ月、三ヵ月と経つうちに、一人の患者さんが次回には二人連れて来られるので廊下にあふれるようになり、初診料と諸検査料と少しの投薬だけでも患者数が多くなると、収入

がどんどん増えてきました。

ところが喜びも束の間、また困った問題が。

「食事を偏らないでしっかり頂き、家族の長所を見て〝ありがとう〟と仲好く暮していたら、心臓も元気になってきますよ」

と〝心と体の相関関係〟などを説明していますと、とても喜ばれるのですが、

「でもね、院長先生は一生治らない、と言われたんですよ」

とか、胃腸は線維質の野菜もよく食べると、蠕動《ぜんどう》運動が活発になって消化吸収がよくなるので早く回復することを話していますと、院長先生に、

「線維のものは消化が悪いから、卵や豆腐のような柔らかいものがよい」

と注意されたことを後から言われたりして、院長先生と治療方針が逆行していることがわかったのです。

現行の肉体医療では当然かもしれませんが、人間に本来備っている生理機能を回復させ、体自身の治す力を活発にする「生命医療」とは事毎に相反することになってしまいます。

この時、丁度大阪教化部で故徳久克己先生（元生長の家長老・医学博士）の講演会が催されることを知り、先生であれば医師の立場からきっとよきご助言を頂けるに違いないと切なる思い

で聴講し、

「ご講演終了後、一分でよろしいから個人指導をお願い致します」

と書いた紙片を係の方に渡しますと、先生は快く私の話をお聞きになって、

「ああ、あなたはもうその診療所にいる人じゃない。収入を考えないで、もっとのびのびと『生命医療』に従事できる素晴らしい職場を神様から与えられますよ」

との明快なご解答を頂きました。

まだまだ感謝や礼拝行が足らないのか、何をどうすればよいのかと思案していたことがふっ飛んでしまい、目の前がパッと明るく開けました。

それからもまごころをもって診療に精出していますと、四日後院長さんから、

「内田君がいらなくなったら、是非こちらの病院にくれ給え」

という、国立病院の永井院長先生から届いた手紙を見せられたのには驚きましたね。

見えない力のお導きが早速このような形に現われようとは。しかし、

「内田君は体が弱いから大病院にはとても勤まらないよ。それに二百人の看護婦の中で女同士の心の葛藤が起ったらどうする？　今、あんたに行ってしまわれては、こちらの診療所も困るよ」

との院長先生からの親身なお言葉をいただき、

「一切をお托《まか》せいたします」

と双方に感謝し全托していますと、間もなく、

「内田君を連れて来ないのなら、こちらからもらい受けに行く」

と催促状が来たのです。

「永井先生は大阪大学で僕の恩師だ。恩師に対して〝ハイ〟と従うのが弟子の態度だからな」

と言われて、

「ふつつかな娘ですが、どうかビシビシ育ててやって下さい。〝のし紙〟をつけて連れてまいりました」

当時四十九歳の私は、院長さんに付き添われて〝神業の転勤〟となりました。

その上、永井院長先生の御愛念で、

「国家公務員（厚生技官）のアルバイトは禁止されているが、大事な人を無理に引き抜いては困るだろうから、週二回はあちらの診療所へ行きなさい」

と後継者が決まる迄の六ヵ月間は、両方の職場から給料を頂きながら、国立の大施設でのびのびと「生命医療」に従事させていただくことになったのです。

ところが、初出勤の朝、事もあろうに国立病院の玄関には赤旗が立って、折からハンガーストライキの最中とは……。びっくりしましたね。私は直《ただ》ちに、

「赤旗本来なし、これは日の丸です。みんな仲の好い大調和の病院です。実相円満完全、ありがとうございます。ありがとうございます」

と祈りました。

その後平穏に過し、大勢の患者さんの臨床成果を医学会に発表したり、よろこび一杯で仕事に精出していましたが、三年経ったある時、大事件が起り、その首謀者が重態になって倒れこんできました。

主治医であった医長さんが上京の為、院長の命で私が担当に代ったのです。

三十八人の医師の中で私が選ばれたというのは〝神様の至上命令だ〟と感じ、

〝この方は病院を良くしようと思ってある思想に走られただけで、本当は素晴らしい神の子さんです。住吉大神の宇宙浄化の御神力がこの方の血液の中に流れ入り給いて、本来の姿を現わしめ給え――。

既に実相顕現せしめ給いましたことを感謝いたします。ありがとうございます……〟

と、毎日の点滴注射の間中、一滴一滴を見つめ追いながら念じつづけたのでした。

ご両親が来られても面会を拒絶されるのには、よくよく生い立ちに辛いことがあられたに違いありません。

私は親御さんに事情をうかがい、いろいろお話ししますと、心から反省なさり、遂に親子和解して下さることが出来ました。

やがて院内の雰囲気も一新し、祝日には玄関に美しい日の丸の国旗がひるがえる日が訪れました。

すると、天から見ていられたように、突然、

「内田先生のお母さんを病院のみんなでお世話しますから、是非こちらの内科に勤めていただきたい……」

との思いがけない電話が入りました。

父が八十二歳で他界後、急に気落ちして寝たきり老人になった母の介護と病院勤務を両立させて頑張っていた私の様子を耳にされた次の病院の院長先生からのご要望でした。

私は肉体医療だけでなく全生命的医療を志して以来、厚生技官の立場からこれらの臨床実績を系統立ててまとめ、くり返し発表して、やがて公の場に導入出来たらよいのになあと、大いなる夢を描いていた矢先のこととて、とても迷いました。

しかし相談かけた三人の恩師は異口同音に賛成され、先祖代々由緒ある病院として街の人からも慕われている評判をよく知っていた母は一番によろこびますし、家から近くなったと言って息子も大よろこびです。

又、その頃永井院長先生も停年退職なさいましたので、私も決心して再び神業の転勤となりました。

前の国立病院が難病や重病者を扱う大施設であったのと異なり、こちらは私立病院で、一般内科と老人病棟、人間ドック、外科病棟の中規模ですが、患者さん、家族、職員たちとの心温まる一体感があり、誰よりも院長先生が〝愛と調和〟を重んじられていました。

患者さんの訴えや病状に変化が起ると、昼夜の別なく病院に出向いて、納得いくまで説明し、適切な処置をなさっていました。

それだけに内科の患者さんの場合も同様で、病状の変化や救急車が入る度に我が家に呼出し電話がかかり、深夜いつもバイクでかけつけていました。

暗い山道を、

「深夜の山道さん、ありがとうございます。緊急患者さんのご先祖様、この度私が主治医として御縁を頂きましてありがとうございます。天地一切の人よ、物よ、事よ、ありがとうございます。実相円満完全、実相円満完全」

と思いきり感謝行をしながらバイクをとばしていますと、途中でフッと、

「あっ、よくなられたわ」

と感じ、病院へ到着すると、看護婦さんが、

「先生、さっきまで大変だったんですよ。それが急によくなって、今すっかり落付かれました。

院長先生も不思議だ不思議だとおっしゃっていますよ」

深夜の呼出しにはこのようなことが度々あり、「正しい祈り」と神仏の御加護をいつも感謝しておりました。

院長先生が私の治療方針を「本当の医療だ」と賛同し、全面的に信頼して下さっていましたので、「生命の医療」に思いきり腕を振わせていただけた、とっても充実した十二年間でありました。

長い間一人淋しく家で寝ていた母も、はからずも父と誕生月日が同じ附添婦さんに、親身あふれる介護をしてもらい、

「内田先生のお母さん、おばあちゃん」

と患者さん達も病室をたずねて親しく話しかけて下さったりして、とても心楽しい日々を過

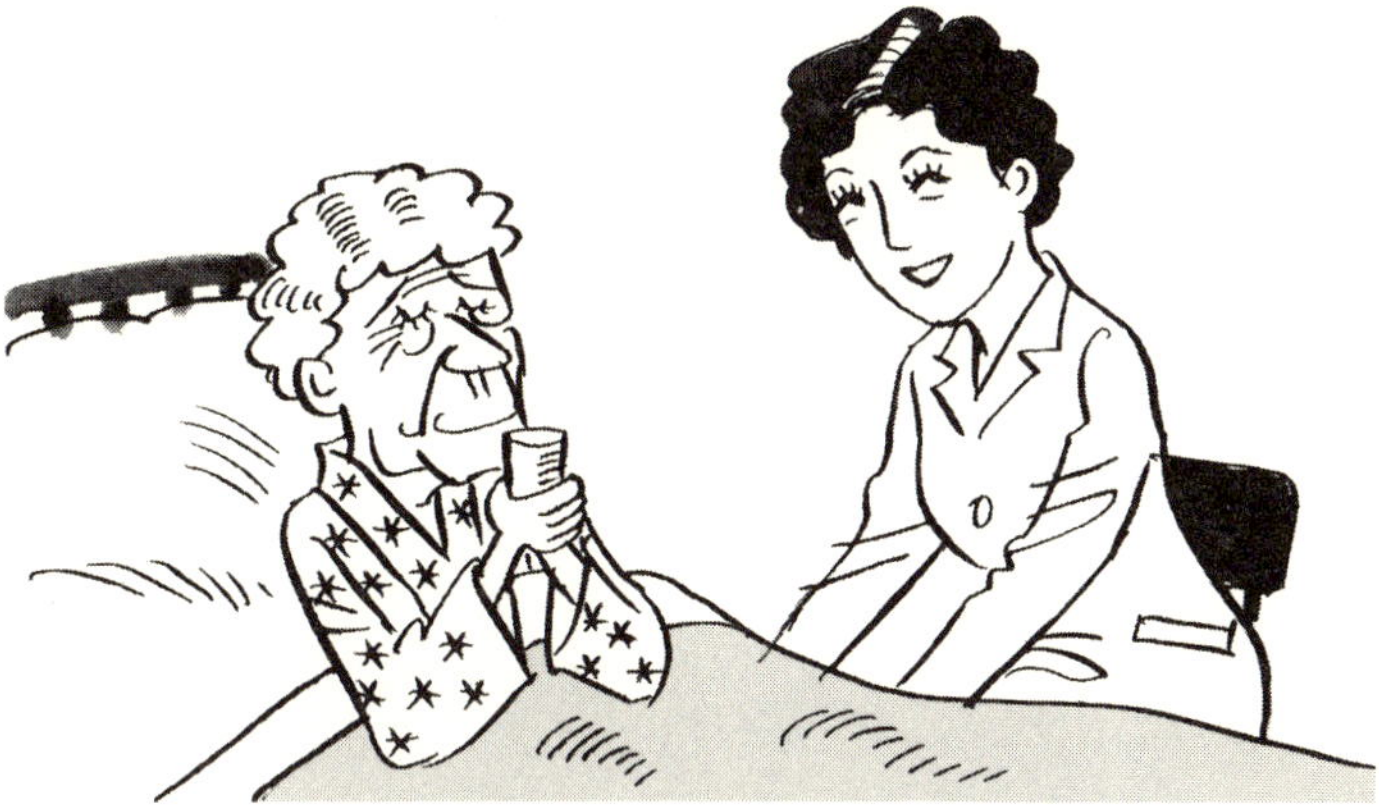

母の近くで過すことができた神業の転勤

させていただき、週末には私と息子が泊りこんで世話をしながら水入らずの時も楽しんでいました。ある日、私がたまたま廻診した時、

「今、お彼岸団子をいただいてね、ああおいしかった。体はどこも何ともないよ。いろいろありがとう」

ギャッジベッドで体を起してもらい、お茶を一口飲むと、静かに目を閉じたのでした。

秋のお彼岸の日、八十四歳。

今でも母が霊界で、お彼岸団子を食べながら、

「ああおいしかった」

と言っているように思え、やはり有難い神業の転勤であったということがわかりました。

③ 我が内なる声に〝バイ〟

平成五年の三月末を期に、私は四十年間の病院勤務に終止符をうちました。

一日の勤務を終えた後も、重症患者さんや救急車の呼出しで休日は勿論のこと、深夜にも毎夜のようにバイクで病院にはせ参じる勤務の上、生長の家の地方講師として行事や夜の出講、それに講師会の副会長のお役が重なりましたが、感謝の心で過していますと、不思議に両立ができるように都合よく運ばれておりました。

停年を越しても請われるままに精出していたのですが、折から夏の猛暑で重症患者さんが続出していた時、ふっと、六十五歳になってこれ以上体を酷使してはいけない、との思いが心の底から湧き上がってきたのです。

現在では勤務時間がきちっときまっていて、午後五時を少し過ぎて入院患者さんの訴えがあっても、当直医が来られるまで待ってもらって主治医はさっさと帰宅されるということです。

しかし、昭和二十年から三十年前半に卒業した医師達の頃は無給制度で育っていたために、残業や休日、深夜の手当てがなくても、受持ち患者さんは終始一貫して診《み》ることになっていました。

患者さんや家族の方も、病状の経過をよくわかっている主治医に全面的な信頼をもって下さいますので、病院勤務に二十四時間を捧げることはよろこびでもありました。

日曜日に家の掃除をしている途中とか、年末おせち料理の最中でも、ふっと患者さんのことが頭に浮ぶと直ちに中止して、バイクで飛んで行って適切な処置が出来て、奇蹟的な回復や劇的な場に直面することも屢々《しばしば》でした。

重症者が回復されてホッとした午前三時頃、詰所《つめしょ》でお茶を飲んでいますと、院長先生が、「医者は夫々《それぞれ》医学を勉強してすばらしいが、家族を愛せない者がどうして大勢の患者さんを治すことができるか、つまり医者というものは〝愛の施行者《しこう》〟なんだよ」と、しみじみおっしゃったことがあります。

私はこんな素晴らしい病院に一生を捧げたいと思っていたので、退職の問題については随分悩みました。

しかし神想観やご先祖供養をしてもこの思いは変りません。

非常勤の代診はあっても内科の常勤、まして生命医療的な医師は仲々むつかしい現状では、少なくとも半年前から申し出なければと思案し、お祈りをしていますと、

『目上の人の言葉だけでなく、我が内なる神の声にも耳を傾けよ』

との声なき声が……。

私は今まで、人の言葉に〝ハイ〟を実行してきたのですが、今回初めて、

「私は神の子なるが故に、我が内なる声にも〝ハイ〟」

ということを気付かせていただいたのです。

私の一身上にも病院にとっても重大な問題なので、この決断が本当の内なる催しかどうかやっぱり決めかねていたところ、それから二日して突然、

「お母さん、来年三月で病院を退《や》めたら。おじいちゃんが、年とってから余り無理をするなよ、と言ってたやないか。今がよい時期と違うか」

息子には何にも話していなくても、私の日常を見て何かを感じていたのでしょう。来年三月といえば今から丁度半年先になります。

これは息子を通して神様からの決定的なお言葉と解しました。

するとどうでしょう、退職に際して厚生年金がどうなっているのやら、今までしらべてみたこともありませんでしたが、専門の労務士さんがひょっこり診察を受けに来られ、しかも、

「昔、先生のお父様に大変お世話になりましたので、御恩返しに年金の手続きをさせていただきます」

と言われたのには驚きました。

労働省の診療所、社会保険の診療所、国立病院、私立病院と、有給になってからこのように変っているので、夫々の年金手続きに数ヵ月を要してやっと完了し、しかも翌年一月末まで勤務すれば厚生年金の効力も発生することがわかりました。又、

「先生が退《や》められるのは惜しいし淋しいですが、これ以上無理をなさってはいけません。それで退職願のような大事なことは大安の日に提出するのがよろしいよ」

と、附添婦さん達がみんな寄って、親身に考えて下さっていました。

しかし、救急車が来たり、緊急手術などで院長先生に退職願を出すチャンスが仲々ありません。

「こんな大事なことを遅らせたらあかん。何が何でも今日はスッと出せよ。スッと」

息子の言葉に、僅かの隙を見て提出にふみきったのが、予期せずして大安の日でした。

何もはからわないのに万事都合よく運ぶのは、やはりこれが好期だったかもしれません。

しかし三月が近付いても、適当な後継者は仲々みつからない、勤務時間を軽減するからと、よい条件を出して何度も引き止めをいただき、有難くて私も折角の決心がゆらいでいたそんな時です。息子が久しぶりに大声で、

「六ヵ月も前から申し出てるのやから、三月末でピシッと退《や》めよ、ピシッと!!」

と深夜まで大変な剣幕でどなるものですから、仕方なく最終決断をせざるを得ませんでした。

「息子さんの言われる通りです。致し方ありません。残念ですが受けることにします」

いつも威厳のある老院長先生も、息子の〝鶴の一声〟で肩を落される様子を見て、有難いやら申しわけないやらで、ひれ伏してしまいました。

このような幕切れを予想していたかのように、

「お母さん、退職してそのまま家に居たら寝込んでしまうから、その足ですぐ練成に行けよ」

あれ程強く私の退職を促していた息子はこう言いながら目に一杯涙をためているのです。やはり心の中では親のつらい悲しい気持を察していたのでしょう。

そこでこの度は、富士山を眺めて心機一転のため、友人と一緒に「富士河口湖練成会」に参加させていただきました。

往《い》きがけの富士山麓《さんろく》のバス道路は、淋しさ渦巻く我が心を察するかの如く、濃霧《のうむ》に覆われ、所々に白樺が浮き出す幻想的な風景でありましたが、総務の故鹿沼景揚先生はじめ諸先生のご指導と、みな様のご愛念によって、すっかり悦びに輝き渡りました。

折から〝なたね梅雨〟のため一週間姿をかくしていたという富士山が、練成会最後の朝には雪をいただく麗姿《れいし》をガラス戸一杯にあらわし、思わずみんなの歓声《かんせい》があがりました。

その上東京で楽しいことがあり、又、帰路の新幹線に乗り合わせた台湾の留学生に伝道させていただけたことは何よりも嬉しいことでした。

「お母さん、これからは『生長の家』のお仕事一本で行ったらいいよ。何でもヒョンとよいことが起るよ」

と、息子からこんな嬉しい言葉を耳にして、私は身のひきしまる使命感と共に、将来に向かって明るく飛躍するのを覚えました。

その後は毎日必ず一回だけ、

「お母さん、よかったねー」

としみじみ申します。

深夜にポケットベルの呼出しがかからない、夢のような生活を実感するまでには三年を要しましたが、その後も別の形で、生命医療に従事させていただく医師として、ますます楽しく精進させていただいております。

④ある医学生と父親の悩み

これは生長の家の男性の集まりである「相愛会幹部研修会」でのご質問です。

「私の息子は今医学部二回生ですが、子どもの頃から生命学園で生長の家の教えを学び、現在は青年会活動もしていますので、『人間神の子・無限力、本来病《やまい》なし』という根本真理をよく知っています。

ところが医学の授業では〝病いあり〟の勉強なのでどのように考えたらよいのかとても悩んで、最近では勉強が手につかないと言って困っているのです。先生なら教えと医学を両立させておられるので……」

と大変お困りの様子です。そこで、

「私は決して〝教え〟と医学を二本立てにしているのではございません。

生長の家で説かれる真理は、〝これこそが本当の医学であった!!〟と医学と教えが一本なのです。

万教は神髄に於て帰一し、御教えが入ると政治も祭政一致となり、教育も〝生長の家の教育〟として生かされ、医学も肉体医学だけでなく全生命的医学として生かされてまいります。

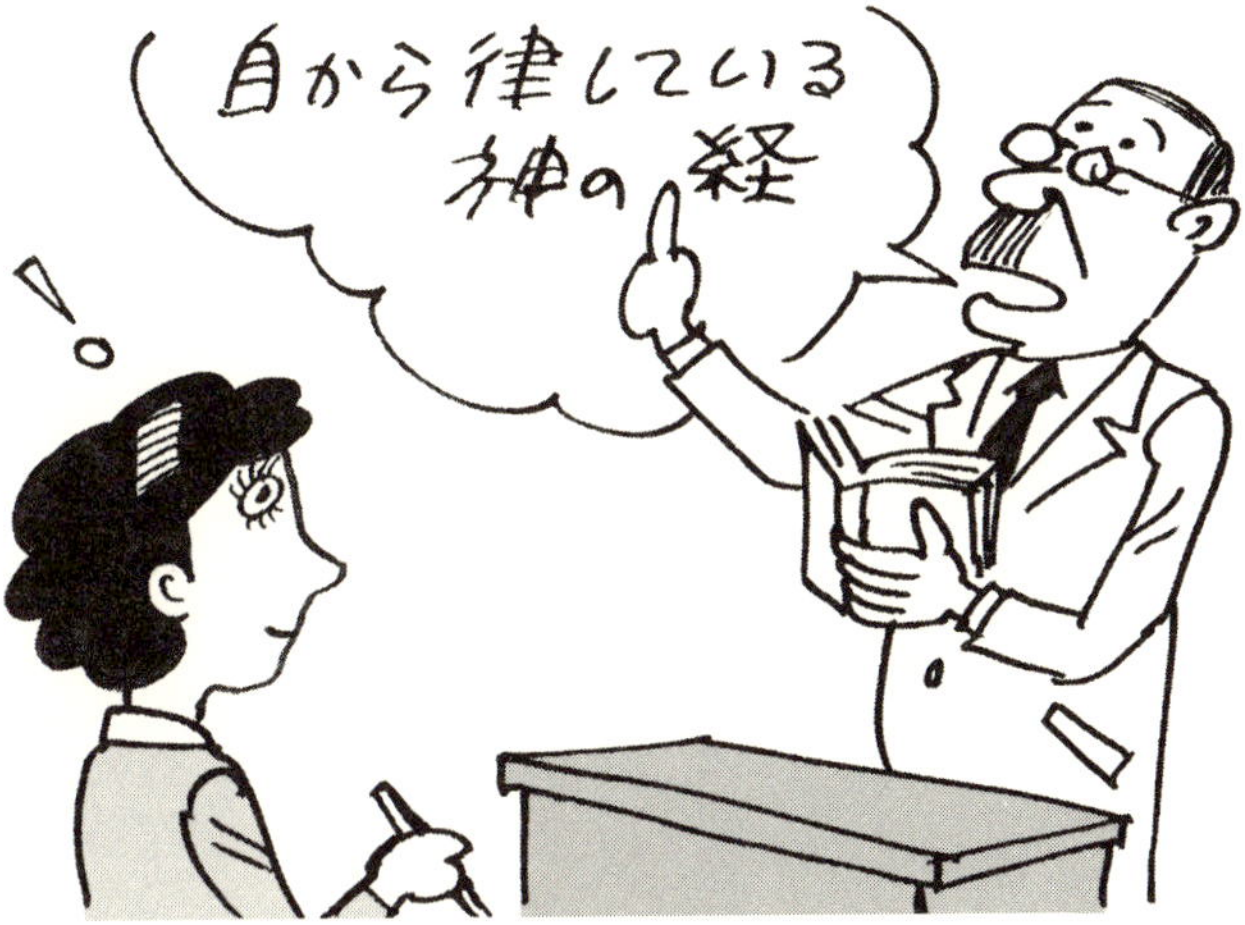

生長の家の教えと医学は本来一つ

私が学生の時、生理学の教授が、
『自律神経というのは、〝自から律している神様の経《みち》〟と読むのだよ。つまり内臓すべてが自律神経によって調節されている神業の働きであることを知らないで、精神的ストレスや偏食などによって本来の生理作用が歪められ病的現象を起している、これが病気なのだ』
と授業時間中に、このような本に書いてないことを話されたのを、今でも印象強く覚えています。

基礎医学で人間の神秘な生理作用と、病理や医化学、解剖も学べば学ぶ程感動したものです。

その後卒業して病院勤務で様々な経験を積み、私自身も大病で臨死体験の末この教えにふれたので、病気になるコツと病いの癒されるコツ、更に

〃人間は神のいのちに於て本来病なし〃をはっきりと体感体得させていただけたのです。

それには医学をしっかり学びませんと、どちらも中途半端になってはもったいないですね。どうぞ今の医学生時代と卒業後の研修期間は、迷わないで真剣に肉体医学を修得して下さるようお伝え下さい。

そうすると、御教えの深さと医学のすばらしさの両方に感動なさり、将来〃生命医療〃の貴重な後継者になっていただけるに違いありませんよ」

と申しました。

「ああ、これで安心しました」

とお父様のにこやかなお顔を拝見した時、私自身にもこれからの大切な課題としてよい勉強が与えられました。

第三章　我が家の体験――〝ハイ〟の効用

1　新たな日々のはじまり

◇〝この教えは本物だ！〟

「明日大阪教化部で、東京学芸大学教授の鹿沼景揚先生の講演会があるので行きませんか？」

近所におられた、新教育者連盟講師・薬師寺喜代先生（生長の家二重光輪賞受賞）からお誘いを受けたのは、昭和四十八年十月四日、四十七歳の時のことでした。

その三日前に、奇《く》しき御縁で始めてこの方から『聖使命』新聞（生長の家発行）を頂き、第一頁の、

1、汝の父母に感謝せよ。

2、皇恩に感謝せよ。

3、諸悪の因は現憲法である。

との三項目にびっくり仰天し、この最も大切な事柄を太い活字で堂々と新聞に掲載されているのを拝見した私は、生長の家で説かれる教えは百パーセント正しいに違いない！　と直感し、病後本調子ではありませんでしたが、折角あのお年寄りが言って下さることなので、ふらつきながら、当時小学校六年生の息子を連れて出かけました。

途中、先生から拝借した『こどもを見つめて』（平岡初枝著・日本教文社刊）を、阪急石橋駅のプラットホームで読んでいますと、息子が四歳の時に交通事故を受けて以来、精薄状態になっていたのを諦めてきていましたが、これは母親である私が原因をつくっていたことがわかり、その場で息子に心からあやまりました。

「お母さんが病気ばかりして、あんたに辛い思いをかけてすまなかったねえ」

すると、

「お母さーん！」

と私に飛びついてくるなり、あたりかまわずワアワア泣き出したのです。

今迄どんなにつらい思いをしてきたことだろう、

〝この教えは本物だ！〟

感激しながら教化部へまいりました。

満員の会場で間もなく鹿沼景揚先生がお出ましになって、先ず驚いたことは、壇上に立たれた先生の何とにこやかなお顔だこと！

今迄、医学会や医師勉強会での演者は、みんな賢そうな、むつかしい顔ばかり、こんなににこやかな演者は初めてなので、とてもびっくりして、「生長の家」の先生は人種が違うのかしら？　と、正直いってそんな風に思ったのです。

先生はお話に先立って、黒板に、

『人間神の子・本来病なし』（縦の真理）

とお書きになり、「本来」に二重まるをつけられました。人間は肉体の子だと思っていたのに、

〝神の子？　こんな学説を聞いたのは始めてだ!!〟

大衝撃をうけたとたんに、蛍光灯の少しうす暗い三階大ホールが一度にパーッと輝き渡りました。

まさに〝青天の霹靂《へきれき》〟でありまして、二十回も病気をくり返した挙句、敗血症の幽明境から生き帰るなど、どん底まで沈んだ私にとって、

「どうして人間は神の子なのか？」

などと考える余裕もなく、心の中の迷妄が一瞬にしてふっ飛んでしまったのでした。

それに、元々病気は無かったとは……。

私は今迄、大阪女子医専でも、阪大の第二内科に入局してからも、ずっと「肉体医学」を学び、私自身医者でありながら、不治、難治の病気を遍歴し、医学書には何《いず》れも「原因不明であるから根本治療は開発されていない」と記されていますし、三人の教授からは「恐らく四十歳位までの命だと思うから無理をしないように」と宣告されたのも当然。

そこで諦めて、一歩一歩克服してきたのですが、〝元々病気が無い〟のだから、本来の姿に復《ふく》すことが出来たのか、〝元々病あり〟であれば、諦めてしっかりお食事しても、手術や薬物治療をしても治る筈がありません。

それでは、病気や困った問題の起るのは何故でしょうか。それは、

『肉体も環境も心に描いた通りに現われる』

という「横の法則」で、お釈迦様もその昔『三界は唯心所現である』と説かれたように、「心の法則」があって、鹿沼先生は、〝世界一の地質学者になるのだ〟と心に描いて努力されたところ、見事に目的が達成された、目の覚めるようなご自身の体験をお話しになり、又々びっくり

仰天です。

私の過去は劣等感の塊《かたまり》で、暗い卑屈な人生を歩んできましたが、これでは体の新陳代謝が悪くなって何度も病気するのは当然だと大反省し、

〝日本一、いや世界一私は素敵な女性、すばらしい医者になりますッ〟

と、早速鹿沼先生のまねをして心にグッと念じたところ、長い間重苦しかった体調が、あの懐かしい十八歳頃の乙女のような清々《すがすが》しい気分に……。これは四十七歳の時のことです。

もうそのあとは無我夢中で、先生のお話は何も覚えていません。

「生長の家は初めてなので、初心者に判る本を」と言って、書籍売場で求めた『人間苦の解放宣言』(谷口雅春著・日本教文社刊)を手に、天にものぼる思いで、帰途なぜか大阪駅に立ち寄りました。

すると、いつも通勤途上に眺めていた埃っぽくうすよごれた感じの構内は輝き渡り、発着する色とりどりの沢山な列車が、原色で何と美しいこと!

それに、一番ホームに着いた環状線から、いつもは疲れた様な乗客が降りてくるのに、今日はどの人もこの人もみんな生き生きとして、颯爽《さっそう》とこちらに向かって来られるではありませんか。

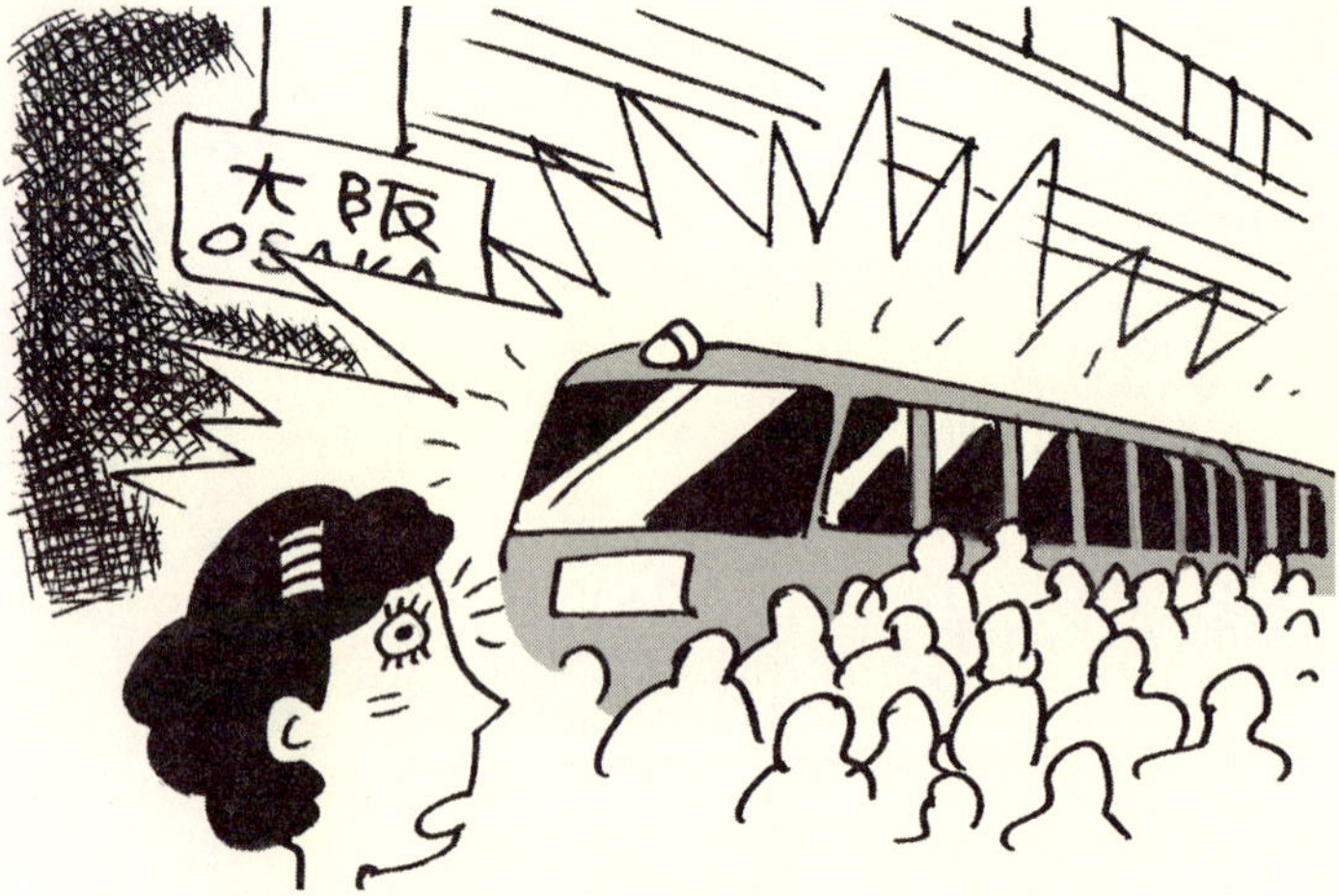

人間の“本当の相”を見た大阪駅での不思議な光景

思わず何度も目をこすって見直しました。これが〝真象〟というものでしょうか。

始めて拝聴した鹿沼先生のすばらしい御講話に、驚きと感動が余りにも強烈だったので、神様は、実相世界そのままが現象に写し出された〝本当の相《すがた》〟を、このような形で見せて下さったのでしょうか。

それから毎日この不思議な光景を大阪駅まで見に行きましたが、六日目からは普通に戻り、宇治の生長の家練成を受けて、いよいよ本当の信仰生活が始まりました。

◇直通する親子の心

昭和四十八年十一月、初めて参加した宇治別格本山の短期練成会を終えて帰宅すると、

「お前が宇治の練成とやらに行った翌日、あの子の様子がえらーい変ったんだよ。『嬉しい、楽しい、ありがたいなー、先生や友達がいろいろ言うのは、みんなボクを良くしようと思って注意してくれるのや、ありがたいことや』と、急にニコニコし出してね、それから持って帰ってくるテストがどれもこれも百点なんだよ。妙なことが起るものだねえ」

と、母がとても驚いた顔で報告してくれました。

それまでは、みみずのはったような平仮名の名前を書いていましたが、この時点からキチッとした漢字に変っていますし、基礎から順番に勉強しなければならない算数までが百点になり、答案の字のきれいなのにも只々《ただただ》目を見張るばかりでした。

――それまでのいきさつ――

四歳の時に受けた交通事故の頭部外傷後遺症で精薄状態になっていた息子に教育委員会から、

「先になって回復してくることがあるから、一般の小学校へ行かせるように」

との指示を受けたので、普通の小学校に入学しましたが、授業が全く理解できないので、教科書を閉じたまま暗い顔をして自閉的な六年間を過し、テストは二十点以下、体育の競技にもついていけませんでした。

かつて私自身が病気をくり返す度に、母から、

「なったことは仕方がない、ジタバタせずにあきらめような。まあ背中でもさすってあげよう」

と言われて、何度もあきらめの練習を積んできたものですから、子供の交通事故や、このような後遺症も、できたことは仕方がないと、あきらめるよりほかありませんでした。

その頃、大阪府立の養護学校の先生をしていられた知人を訪ねた時、丁度下校の時間でしたが、

「この子達ね、一見普通の高校生のように見えるでしょ。ところがこのまま無事に家にたどり着けないのですよ。どこか別の所へ行ってしまうので、学生服やカバンは勿論、下着にまで住所、氏名、電話番号と、最寄りの警察署の書いた布を縫いつけ、連絡先まで毎日親が迎えに行くのですよ」

このお気の毒な話を聞いた時、息子は如何《いか》にボーッとしたように見えても、隣りの家へ入らないで、間違わずにちゃんと我が家に帰ってきますし、小児科医の友人から、肛門のない赤ちゃんが生まれたので造肛手術をしたという話を聞かされて、

「ああ、うちの子はトイレでちゃんと用便をしている」

こんなありがたいことに今迄少しも気がつきませんでした。

更に、私自身も難病から立ち上がり、前向きに心が動き始めた頃、朝日に輝く家に導かれて、「生長の家」の御縁が与えられたのでした。

過去の病気遍歴も、全くこの尊い真理を知らないために、現象に捉われて思い悩んでいたことが根本原因であると同時に、私の暗い人生観が息子の交通事故にあう誘因となっていたことを気付かせて頂き、過去の生き方が全部間違っていたことを懺悔し、天地一切に感謝致しました。

息子の精神的障害も過去の迷妄の具象化であり、現われたら消える、生命は一度だって事故にあったことはない、自閉症的な後遺症も本来ないのだ！　とすっかり捨て去ってしまうと、眼の前がパッと明るくなりました。前にも触れましたが、

「人間は笑うのが特権だ、動物は笑わない」

と言われた時、人体解剖学で人間だけに頰筋《きょうきん》の内側に「笑筋」がついていると教わったことを思い出し、生まれて始めて、〝笑いの練習〟で一等賞を頂きました。

私が練成道場で神性開発させていただき、心の曇りを払拭したその同じ時間に、私の念波が自宅に居た息子の心に感応したのでしょう。

特に親子、夫婦、兄弟は同じような心の波長をもっているので、お互いの感情が交流し合うといわれています。

家族の病気や問題を想う〝心配の念〟もストレートに直通して、目に見えない針金でがんじがらめに縛ることにもなるので〝放つ愛〟の大切さがよくうなずけました。

◇「ハイ、すみません、ありがとうございます」

又、練成会の講話では、

『天地一切のものは宇宙の大生命より創られ、その中でも人間は神様の自己実現であって、すべての人間には神性・仏性が宿っている尊い存在であるから、自分の実相を拝み、相手の実相を拝み合うのが生長の家の生き方である……』

更に、

『相手を神の子として、〝一切条件ぬきの絶対ハイ〟を実行することによって、どんなに困った姿があらわれていても必ず相手の実相が開顕《かいけん》され、困難が解消されるのである』

と教えていただきました。そこで実行の固い決意をもって意気揚々と帰宅したのでありましたが、翌日、病院勤務を終えて帰宅し夕食の用意にとりかかろうとしていた時、当時小学校六

年生の息子が、

「お母さん、マンガの本を買いたいから今から一緒について行ってほしい」

というのです。

ズラーッと沢山マンガの本を並べているものですから、以前の私ならば、「又、そんな本を買うの、何冊買ったら気がすむの！」と苦虫かんで小言を言うところですが、練成会で決意をしてきた早々ですから、

〝ソーラ、応用問題がきた、一切条件ぬきの絶対ハイの実行だ！〟

と意気込みました。そこで、

「あら、そーお」※（これはハイの変形です）

夕食の仕度《したく》もあることなので一応母に伺いますと、

「まあ一緒に行ってやりなさい。夕飯はあとからでもいいから」

「ハイ、すみません、ありがとうございます」
※（この〝ハイ、スミマセン、アリガトウ〟は、『生長の家』の練成会行事をギューッと圧縮するとこの三つの言葉になるのだと教わりました）
「お母さん、次の駅まで歩いて行こう」

こちらは空腹なので近くの書店にすればよいのにと、一瞬頭をかすめましたが、一旦決意したからには何が何でも〝ハイ〟です。

自分の子供だと思うと、また無理を言う、わがままな子にしてはいけない、と世の常の如く思案するところですが、すっかり神様にお返しした命ですからもう私の子ではありません。神の子の息子の言葉を素直に受け、次の駅までの長い道程を歩くのなら、思いきって〝うれし、たのし〟とニコニコしながら手をつないで歩くことにしました。すると、

〝ああ、神様は、いつも仕事だ家事だとバタバタして疎遠になっていた私達母子に、ふれあう機会を与えて下さったのだ〟

と、とてもありがたくなって、嬉し涙で星をいただきながらの散歩に変りました。

駅前の本屋に着いた時、

「買いたい本が見つかる迄、お母さんはいつまでもここで待っててあげるからね」

と、二百円程の本でしたが千円札を持たせますと、息子はうれしそうな顔をして店の中にすっ飛んで入って行きました。その間私は店の外で、

〝実相円満完全、ありがとうございます〟

と、何度も口ずさんでいました。約三十分して出てきた息子から、

「僕の欲しい本がなかったから……」

と先程《さきほど》の千円札が返ってきたのです。

〝ハイ〟を実行すれば、母子が楽しい散歩が出来た上マンガを買わずに千円まで返ってくる、ところが御褒美《ごほうび》はまだ続きました。

「お母さん、大人げないからボクね、もうマンガ止《や》めるわ」

私は疲れも空腹も忘れて小踊りし乍《なが》ら家路につきました。母は、

「一緒によう行ってやってくれたねえ」

とうれしそうでした。更に翌朝には、

「お母さん、練成会に行ってえらい変ったなー、ええお母さんになったなー」

と、〝絶対ハイ〟を実践した結果、こんなに沢山の御褒美をいただきました。

一般に、自分の都合や、環境や、周囲の人の事情等をとかく先に考えるものですから、それに合わなかったり反したりすると、仲々〝ハイ〟と即答出来ないものです。

この〝ハイ〟は仲々深い意味を含んでいまして、相手を百パーセント絶対に神様として拝んでいるか否かが根本であります。

神の子だからどんな事があっても絶対間違いはない、たとえ今悪の姿があらわれていようと

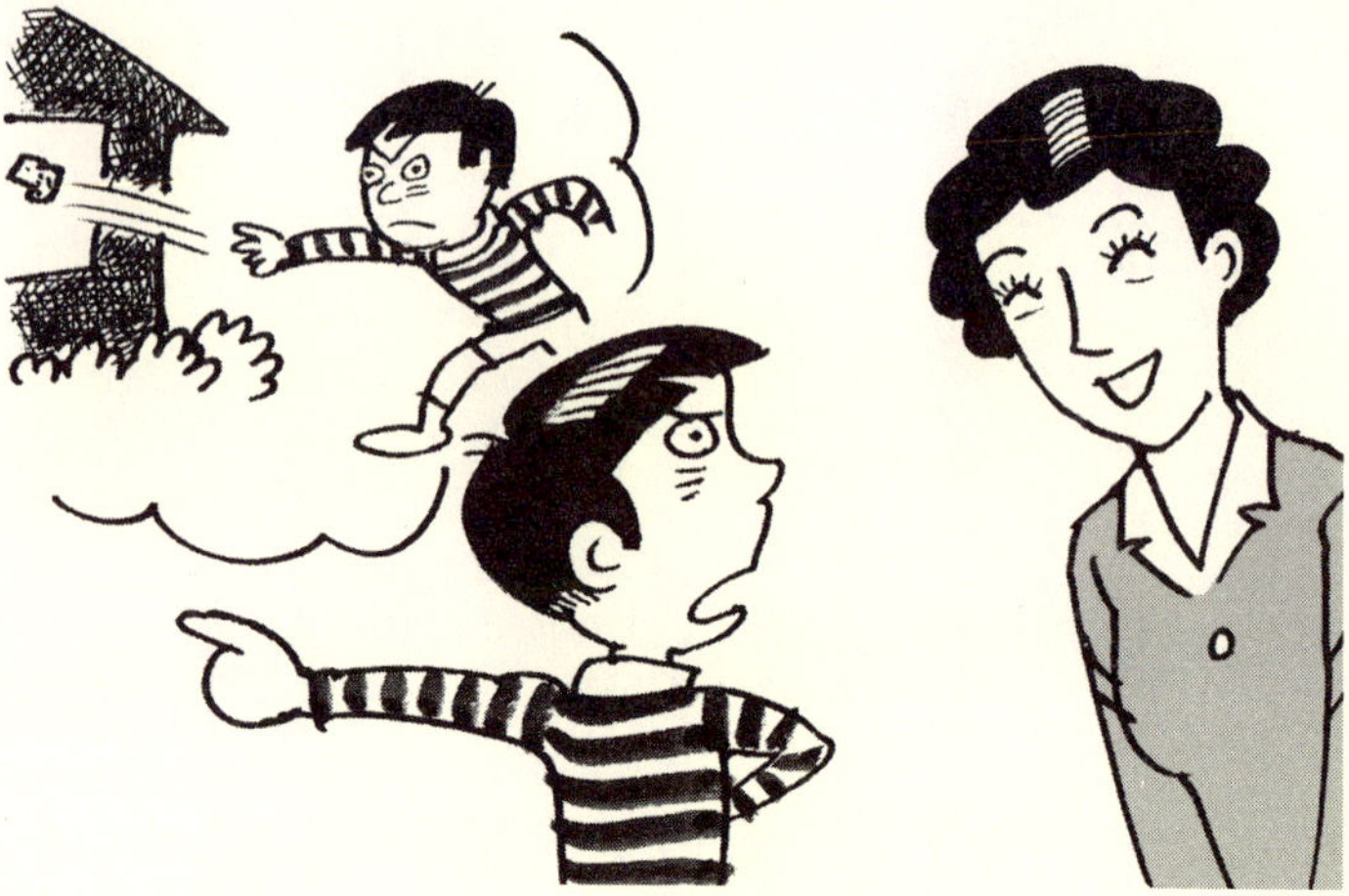

“絶対ハイ”の根本は、相手を神の子と拝みきること

も、実相は神の子だから必ず良くなる、きっと良くなると信じて〝ハイ〟を言うのです。

　つまり言葉の内容について〝ハイ〟ではなくて、相手の発言をそのまま素直に受容することです。一つ一つ条件を考えていると〝ハイ〟の言えないことも日常よく遭遇します。

　例えばこんなこともありました。

　夜中に突然息子が起きてきて、

「今日○○君のことで腹が立つから、あいつの家に石を投げに行ってくる！」

　と物すごい顔でいきり立っているのです。

「そーお、こんな夜ふけにご苦労さんやねえ。そんなら気をつけて行ってらっしゃいね」

　とは言ったものの心配になり、
夢中になって実相円満完全を祈っていますと、

やがて三十分程して帰ってきました。

「投石するのをやめたわ」

やれやれ安堵したのも束の間、翌日の深夜になると、

「やっぱり腹の虫がおさまらん……」

と、ポケットに石を一杯入れて飛び起きてきました。子供に対して昨夜と同じことを言ってもかわいそうに思い、

「そーお、一人で大変やからお母さんも手伝ってあげようか？」

「お母さんはそういうことを言ってはいけないよ。子供がどんなに腹を立ててどなったとしても、『それは間違いだよ』とたしなめるのが親と違うか」

「成程、そうだったね、お母さんが間違っていたわ、ゴメン。そんならお友達の家に投石するのは悪いことだから止めなさい」

「そんなこと言われてもやっぱり腹が立つから行ってくる！」

こんなやりとりの末、小石でふくれたポケットの口を手でおさえ乍ら飛び出して行きました。

私は腹が立つやら馬鹿らしいやらで、こんどは祈ってやるものかと、ふくれづらをしていると、暫《しばら》くして石を持ったまま帰宅するや、

「お母さん、悪うございました。二度と投石はいたしません」

と畳に頭をつけてあやまったではありませんか。

〝条件ぬきの絶対ハイ〟を素直に実行しますと、忠告しなくても、相手がひとりでに反省して神性があらわれたのです。

この〝ハイ〟の『ハ』は拝、『イ』は命《いのち》の意味で、相手のいのちを合掌して礼拝するのと同意であると教えていただいています。

◇天井から〝ありがとう〟が降ってきた

私が宇治の練成を受けて以来、日常生活が練成道場だと思って習ったことを実践していますとこんなことがありました。

「ありがとうございます……」

と感謝の言葉を唱え乍ら掃除洗濯炊事を行い、
出勤の道すがらも口ずさみつつ一年経ったころ、当時中学一年生の息子が、

「お母さん、うるさいから黙ってくれ！」

とどなりました。私は即座に、

「あー、そーお、ごめんね」

と止《や》め、それからは声に出さずに黙念することにしました。

そうしてまた一年経たある日のこと、

「お母さん、黙っていても〝ありがとうございます〟と心の中で念じているだろ？　思うのも止めてしまえ！」

と言うのです。

素直にこれも、

「あー、そーお、ハイ」

と止めました。

そうしたらどうでしょう、天井や周囲の壁からニコニコと〝ありがとうございます……〟が降ってくるではありませんか。

靴をはこうとしたら靴さんが、バイクに乗ろうとするとバイクさんが、砂利の道を歩くと一つ一つの小石が、家の前の桜の木を見ると桜さんまでが、〝アリガトウ、アリガトウ〟と声をかけてくるのでびっくりしてしまいました。

私達は〝アリガトウ〟の中に包まれて生かされていたのですね。

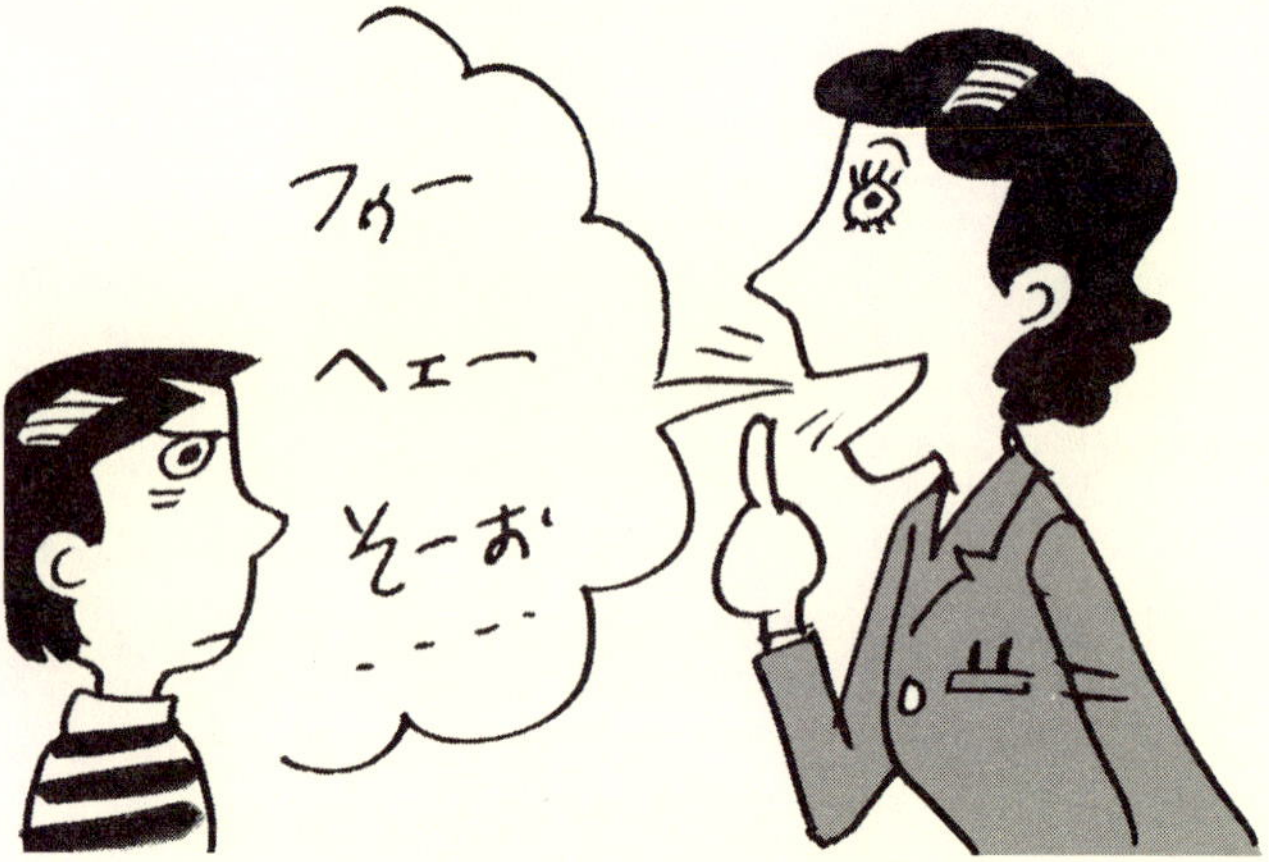

“ハイ”の言い方も多種多様

声に出して一年、黙念して一年間行じ続けてきた結果、『動的修行』と『静的修行』の妙味を味わせて頂けたのだと、とても有難く思いました。

この場合〝ハイ〟という対象は息子ですが、両親や配偶者に対しても、職場の上司や部下に対しても同様であります。ただ、〝ハイ〟の言い方を相手によって変える智慧を知りました。

例えば、

〝なる程、それもそうですね〟とか、〝そうね〟〝ハイ、よく判りました〟〝ウン、判ったわ〟〝ハイ、そうします〟等、はっきり返事をしますと、相手に満足を与えますね。

又、余り困った内容のために〝ハイ〟の言えない時には、

〝フゥー〟とため息をついたり、〝ヘェー　そー

お〃
と相槌《あいづち》を打つだけで決して否定しないこと。
又、感心した内容のことを言った時にも、「さすがに神の子ね、素晴しいこと」などの言葉は高校生位の子どもには一寸ひかえて、感心したような思いをこめて、
〃ホォーッ！〃
と申します。つまり『ハ、フ、ヘ、ホ』のハ行です。（ヒヒヒは馬のようですから一寸止めて）これは私の体験から生み出した〃ハイ〃の応用であります。

2　息子の自壊作用

◇信じて待つ

「生長の家」の三正行《しょうぎょう》である「神想観」・「先祖供養、聖経・聖典読誦」・「愛行」をひたすら実修していたある日のこと、突然、

「神想観をやめ！」

「あー、そーお、ハイ」

と返事をした後は、息子の不在の時や出勤の道すがら黙念することにしました。その内、

「先祖供養もやめてしまえ！」

となって霊殿（神道）の扉を閉めてしまいました。わがまま言う困った子だ、と一瞬脳裡《のうり》をかすめましたが、全部息子を通した神様のコトバだ！　と思い直して即座にこれも中止し、御先祖様に事情をお話しした上で別室から黙って念じることにしたのです。

神の子だから〝三正行〟の大切さを判っているに違いない、その内必ず悦んで実修出来る時期が来るにきまっている、と信じて待つことにしました。

するとどうでしょう、それから二年経たある日、

「お母さん、神想観したいのと違う？　もうそろそろしてもええわ」

私は夢の様な心地がして思わず、

「ありがとう、お母さん嬉しいわ」

と声も上《うわ》ずっていました。息子は、

「ご先祖供養もしたいやろ？　えーと待てよ、これはまだだめだ」

それからまた半年、

「もうそろそろご先祖様にお経を誦《あ》げてもええよ。嬉しいか？」

あれから合計二年半を経て遂に解禁され、晴れて行じられる日が訪れました。その上、

「お母さんのように教えをちゃんと実行する人は少ないのと違うか。長いことすみませんでした。もう僕に遠慮せんとお母さんの思うようにして下さい」

と畳に手をついてあやまったのには本当に感動しましたね。

神の子を信じて素直に相手の言い分を受け入れても、解決される迄には暫《しばら》く時間がかかりま

す。直《す》ぐに善き結果が現われる場合とそうでない場合もありますが、くじけずあせらず信じて待つことですね。

「生長の家」に熱心になる程、家族から反対されて困っていられる方がありますが、このような場合には先ず家族を神様と拝み感謝し、家族の言葉を素直に受けて、調和の心で接していますと、始めは反対していても、機が熟して必ず受け入れられよろこばれる時期が到来するに決っています。万教帰一の最高の教えを家族に拒絶されるのは、誠にもったいないことだと思います。

幼時《ようじ》や学童期の頃には親に従って誌友会や練成会について行っていた子どもでも、思春期や青年期になりますと、今の学校教育やマスコミ等の影響を受けて、教えに対して批判したり拒絶反応を示したりして、一見困った現象のあらわれる場合もありますが、これは一歩成長する過程であると、やっぱり信じて待つことが大切です。

〝与えよさらば与えられん〟の法則通り、必ずよき結果があらわれてまいります。

◇キハツに感謝

最近は余り耳にしなくなりましたが、少し前までは非行少年の間にシンナー遊びが流行して社会問題になっていました。

ある日、物すごいキハツ臭が家中にただよっているので不審に思ってしらべてみますと、何と奥の部屋で息子が綿にしめしたのを鼻につけて盛んに吸っているではありませんか。中学一年生の頃のことです。

「『シンナーの代りにキハツを吸うと気持が良いからお前も吸え』と友達からすすめられたから」

と言って、私の注意も全く聞き入れません。

幼い体や脳に悪い影響がない筈はありませんが、注意しても止めないのなら仕方がない、私は暫《しばら》く呆然としていました。

―― 教頭先生の御注意も拒否 ――

数日して中学校の教頭先生が来宅され意外なことを申されました。

「最近同じ中学生が毎日のようにキハツを買いに来るので不審に思ってしらべてみたら内田君なんです、とある薬局から学校に連絡を受けたので、今日お伺いしたのです」

そして別室で息子と話しあって下さいました。

「何の為にキハツを何本も買うんだ？　ここに持ってきてごらん」

何とキハツの空瓶を本箱の奥から七本もしぶしぶ持ち出してきました。

「これを吸うとそんなに気持いいか？　体によくないからもう止められんか？」

一時間余り説得を続けられましたが、

「絶対止めません！」

との息子の決意に、流石《さすが》の教頭先生も半ばあきらめて帰って行かれました。

――キハツに感謝――

その後も家の中はキハツ臭が充満して、本当に困ってしまいましたが、心配してもどうにもならないのだったら、いっそのこと素直に受け入れてみよう。

思えば幼稚園の時に交通事故をうけ、頭部外傷後遺症の為に頭がもうろうとしていて学校生活が満足に出来ず、クラスの一番後からやっとついて行くという六年間で、みんなから〝バカ内〟と呼ばれて頭をこつかれ、くやし泣きに走って帰宅することが度々でした。どんなにかつらい思いをしていたことであろう、キハツでも吸ってうっぷんをまぎらさずにはいられなかったに違いありません。

私はすっかり過去を懺悔した後は、生命は一度だって交通事故を受けたことはない、完全円満な神の子だ、と祝福礼拝してきているので、その後、色々な変った言動が起るのは自壊現象に違いないと思いました。

丁度思春期に直面していたので、非行少年のような行動としてあらわれるのは無理もない、私の愛情不足や過去のつらいことをキハツによって今、まぎらしているのですから、それを素直に受容し、キハツに感謝する気持に変ってきたのです。そして、

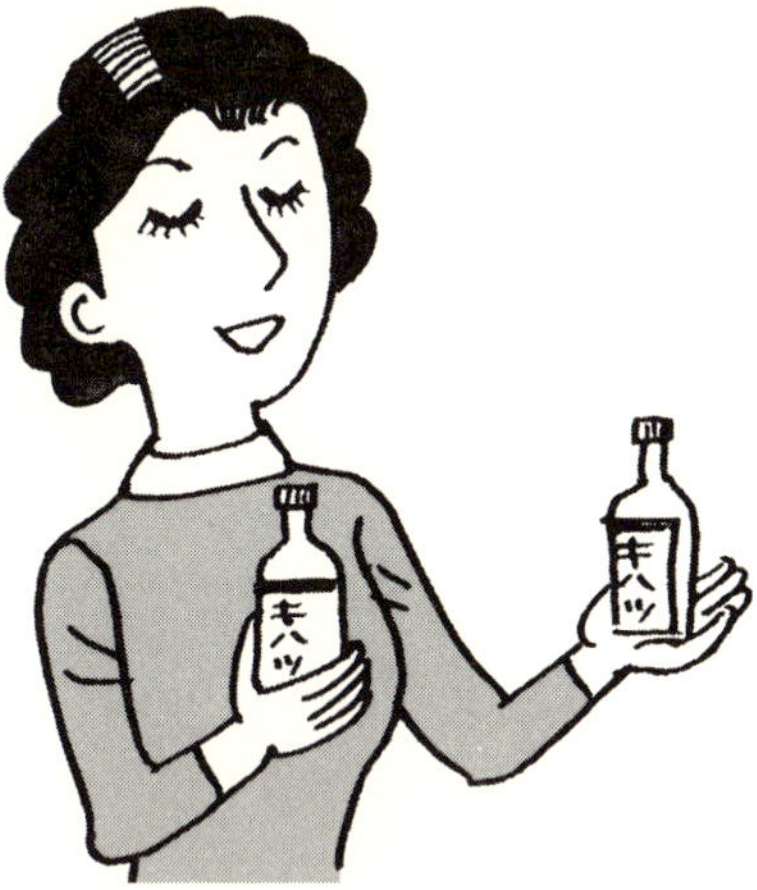

キハツに感謝しきる

〝神の子の実相はキハツを吸っても絶対傷つくようなものではない！　息子は未だかつて一度もキハツを吸ったことはない！　キハツは衿垢《えりあか》を拭きとるために存在するのだ！〟

と断言し、祈り続けました。

こうしてやけくそに受容出来るようになった頃、

「お母さん、『タ○ビ○印』のキハツがほしいから

一緒について行って」

ところがこの印のものは五年前に会社が倒産して今は製造されていないということで、

「どうしてそれでないといけないのですか。衣服の脂垢をとるのでしょう?」

と、薬店主に不審がられる度に、私は顔から火の出るような思いで店を飛び出しました。

「お母さん、すまんなあ」

この言葉を聞くと、キハツを吸うことは間違っている、と自分では気が付いているのにやらねばおれないという息子の本心がわかり、この要求を理屈ぬきで受け入れようと、心の底から温かいものが湧き上がってきたのです。

そこで次の休日、朝からお弁当と水筒持参で出かけ、

〝今日こそは何が何でも、この印のものが見つかる迄は絶対家に帰るまいぞ!〟

との大決意をもって、豊中《とよなか》から箕面《みのお》まで二市に亘《わた》って薬屋を一軒一軒尋ね、箕面の町はずれに来た頃には、日はとっぷり暮れるし足は棒になるし。

「お母さん、ごめんなさい、もうこれでええわ、帰ろう」

と、息子は半泣きの顔になっています。

「一旦決意した以上見付かるまで母さんは帰らないから、お前先にお帰り」

その時、目の前にシャッターを閉めかけている薬店があり、ありのままを話しますと、同情して下さり、

「一寸待っていなさいよ。地下室の倉庫を探してきてあげますからね」

親切な優しそうなお人柄に私は地獄で仏に会ったような思いでした。

「ありましたよ、ありましたよ。タ○ビ○印のキハツが一本だけ。よかったですね」

息子はこれを見るなり、目を輝かせ、私はその場に倒れそうになりました。とうとう見付かった!!

「お母さん、ありがとう」

この言葉で先程までの疲れはふっ飛んでしまい、二人は足どりも軽く家路につきました。

そうこうする内、勤務の帰り、阪急梅田駅構内のトイレで手を洗いながらフト頭を上げた棚に、忘れ物らしい紙包みが目に入りました。これはキハツだ!

〝どなた様かは存じませぬが、これを頂いて帰ります。すみません。ありがとうございます〟

「ハイ、お土産!」

おかきの袋と一緒に差し出すや、

「あっ、これはキハツや、お母さん、すみませんでした。もうキハツは絶対に止めます」

このお土産のキハツは、二十年経た今日もそのまま戸棚にあり、真理の証《あか》しとして時々懐かしく眺めております。

神に祈り、心を平らにしていますと、誰かにキハツの忘れ物をさせて迄も済度《さいど》して下さったのだと、大変有難く思いました。

人間の奥底の心には、①愛されたい、②認められたい、③讃められたい、④人のお役に立ちたい、⑤自由になりたい、との五つの願いがあると教えられていて、この反対に、命令とか、注意とか小言などは誰でも聞きたくないものです。

そこで、素直に受容し、感謝し、放つ愛を行じる為には、その根底にやはり人間を神の子として拝み、本来罪なし、悪なしの真理の裏付けが必要でありまして、その時に始めて、悪と見えることも善に変り、その問題は一件落着となります。

これは、ファミコンばっかりして宿題をしない子、不登校や暴走族、その他飲酒癖やヘビースモーカー、パチンコ依存、金遣いの荒い人たちの場合も同様でして、何とか止めさせようと思っている間は、相手の悪を認め、心で縛っていることになるので仲々止めてくれません。〝縛りを解く〟というのは、結局こちらが広い心になって「愛」を行じることなのですね。

◇音楽入りの聖経読誦

聖経読誦について面白い体験があります。年頃のお子さんをお持ちの方は経験なさったか、もしくは現在お困りの親御さんがいらっしゃるかも知れませんが、小学校の頃から私と一緒にご先祖供養をしていた息子が十六歳になった時、私が夜聖経読誦を始めようとしますと、きまってテープレコーダーのボリュームを上げて鳴らし始めるのです。

「すまないけど三十分だけ静かにしてね」

と言っても効き目がありません。

丁度その頃、大阪池田市地区の誌友会で角口トシヱ先生よりとても参考になるお話を伺いました。

「近頃この世ではジャズ喫茶というのがあって、何でも音楽入りが流行しています。それで聖経も音楽入りで読誦致しますからご一緒にお聞き下さいませ」

と前置きの言葉を唱えてから始めるように母親に指導なさったところ、それ迄やかましくドラムを鳴らしていた息子さんが、それきりピタリと止められたというのでした。私は早速その夜ためしてみました。

「近頃この世では何でも音楽入りがはやっていますので、今夜からは我が家でもテープを鳴らし乍ら供養させていただきますから、どうぞそのつもりでご先祖様も一緒にたのしく真理の言葉をお聞き下さいませ」と約束してから始めました。

それ迄は、大切な行事なんだから一寸位静かにしてくれたらよいのに、と不服の思いでしているものですから、どうしても平静になれなかったのです。

しかしその夜は違います。〝音楽入りの〟と申し上げてあるのですから、安心して音楽の音も心地よく耳に入りました。

ところがどうでしょう。息子はテープを止めてバタバタと二階へ上がって行ったではありませんか。「ご先祖様に約束しているんだから、鳴らしてくれないと……」と言ってもそれきり静かになってしまったのです。〝音楽入りの聖経読誦〟、何という楽しく適切な言葉でしょう。「生長の家」は難行苦行ではなくて「楽行道」だと、谷口清超先生が教えて下さっていますので、私達も楽しく明るく、真理を生活に生かしてまいりましょう。

◇親の離婚を知る

その頃、続いてこんな事が起りました。

朝出勤の仕度をしていますと、息子が突然、

「お母さん、明日から東京の飛田給へ行け」

飛田給というのは生長の家本部練成道場のあるところです。

ウイークデーで病院勤務があるのに無理を言う子だ、しかし〝一切条件ぬきの絶対ハイ〟を実践中ですから仕方なく、

「あら、そーお、ウンわかった」

と言ったもののやっぱり困ります。そこで、

「神様、あなたがハイを言えと教えられるから〝ハイ〟と言ったんですよ。明日は水曜日、外来診察の担当になっているのに、一体どうして下さるのですか？」

神様に向かってブツブツ言いながら病院に着きますと、廊下の向こうから院長先生が来られて、

「内田君、すまないが明日東京の医学会へ行ってくれないか。Y君が急に行けなくなったから」

と旅費まで下さったのにはびっくりしました。

「お母さん、〝ハイ〟を言ったらうまいことなったやろ、な、な」

息子は何だか先を見通しているかのようにニコニコしているのです。

早速喜び勇んで上京し、私は医学会に出席し、息子は飛田給で練成を受けていました。道場

で宿泊した翌朝、こんどは、

「お母さん、あの先生に個人指導を受けて、もっと良いお母さんになれ！」

続いて、

「僕はこの先生に指導をうけるわ、先生お願いします」

と、奥田寛《ひろし》先生（故人）の前に申し出ているのです。

「内田君、君は仲々良い人相をしているね。それでは祈ってあげようね。お母さんは後ろで見ていて下さいよ」

息子はいつの間に覚えたのか、神想観の姿勢が正しく、しかも十五分間ピリッとも動かないのを見て私は胸が熱くなりました。

お祈りが終ると、先生は私の書いた申込書をご覧になりながら、

「君のご両親は離婚されたんだね。ああ、知らなかったの。お父さんは生きていらっしゃるんだよ」

息子は初めてそれを知って非常に驚いた様子でした。何時《いつ》かは話さなければならない、と常々考えてはいましたが、早くてもいけないし、気持が激しく動揺している思春期の今は尚のことその時期ではない。そこでひたすら祈り全托していたところ、このような最も良き場所で、「生

長の家の教育」のすばらしい先生からチャンスが与えられたのでした。

「お母さん、どうして今まで僕に話してくれなかったの？」

と、帰りの新幹線の中で始めて口を開きました。

「尋ねたら正直に答えようと思っていたけど、ボクは一度も尋ねなかったからね」

すると、

「あーそうか、それもそうやね」

こうして長年心にひっかかっていた問題は、妙《たえ》なるはからいで解決したのでした。

その後も折にふれて尋ねた時には、私がまだ御教えを知らないで暗い心境であった時の事などもありのまま話し、今ではお父さんと御縁をいただいたことに感謝し、幸せを祈っているのだよと申しておりました。

その後、

「おやじがどうも亡くなっているような気がする。平成七、八年のように思うからしらべてほしい」

と二、三度言うものですから、市役所で戸籍謄本をしらべてみますと、やはり平成八年の春でした。

それから毎晩時間を決めて一定期間、お父さんの御霊《みたま》に聖経『甘露の法雨』を供養していますと、何となく気分的に落付いてきた様子が見られるようになりました。

◇「生きます!!」

話は又、元に戻ります。練成帰宅後、わが家は明るく前途洋々たる様子が見えたのも束の間、息子は過去の鬱憤《うつぷん》が爆発しはじめ、激しい言動が現われるようになりました。

「みんなからアホバカ言われるし、頭の中で良いのと悪いのがケンカして何にも手につかん。死んだ方がましや、死ぬ！」

「お母さんがいろいろ至らなかったために、ボクに辛い思いをさせて本当にすまなかった……」と、子供の前で手をついてあやまりましたが、殴るけるの暴力は自壊現象として当分続き、パトカーのお世話になったことも度々でした。

ひたすら祈り、実相を拝み続けていますと、ある時は見違えるような良い子の姿があらわれるので、やはり本心では善悪がわかっているのだと思いました。

「良いのと悪いのが頭の中でケンカする……」

世間の暴力行為や暴走族、酒乱……等もまさしくこのような姿でありましょう。

自分ではよく判っていながら、どうすることも出来ずに苦しんでいる、私も幼い頃から長い間そのような経験があったものですから息子が〝死にたい〟と言った時注意や説得をする気になれませんでした。

ある時、病院勤務を終えて帰宅すると、天井からぶら下げた縄の輪を首にかけて、首吊り自殺を考えている様子です。

私は胸さわぎがする心を落付けながら、

「踏台の上に乗っていては死ねないよ。そんなに死にたかったら、踏台をのけてあげようか」

「わーっ、首吊りはもうやめるわ」

暫くして今度は海に飛び込んで死にたいと言うのです。

「そーお、そしたらどこの海がいいかなあ」

「明石《あかし》海峡にするから一緒について行ってほしい」

「よし判った。そしたら明日の土曜日、勤務が終ってから一緒に明石まで行こうね」

私は素直に、しかし真剣でした。

悲しい息子の心を察して、こちらも地味な服装にし、うつ向いて静かに行動しましたが、心の中では練成会で習った通り、常に嬉し楽しと念じ続けていますと、山陽本線の車窓にうつる六甲の山並は明るい日差しに青々と輝いています。

ところが、明石に着いて淡路島に渡る連絡船に乗り込むや否や、一天俄《にわ》かにかき曇り、突風が吹き荒れて、小さい連絡船は木の葉のようにゆれ、その上、雨が横なぐりに降りつけて、甲《かん》板《ぱん》の人達はみんな船室に逃げこんでしまいました。

「さあ、死のう、飛びこめ！」

息子をデッキの下のすき間から突き出した時、船が大きく右に傾いて、頭から大波が……、

「お母さん、助けてッ、死ぬのはいやだ！」

泣き叫ぶ息子を引き上げた私は、

「死ぬためにここまで来たのと違うのか、死ぬのはいやだ、生きるのはいやや、一体どうするの。男が一旦決意した以上は二言あってなるものかッ」

嵐にびしょぬれになりながら、必死でどなりました。

「お母さんも一緒に死んであげる、飛びこめ!!」

と、再び押し出した時、また船が傾いて、バシャーッと大波をかぶりました。

「お母さん助けてーッ、生きますーッ」

私は息子を引き上げるや、

「声が小さくて聞こえない、決意発表はもっと大きな声で!!」

「生きますーッ」

「まだ聞こえない、もっと大きな声でーッ」

「生きますーッ」

「ああ、こんどは聞こえた、ありがとう」

私は息子の腰のベルトの手を放し、風雨にびしょぬれになりながら、誰も居ない甲板《かんぱん》で、母子抱きあって泣きました。

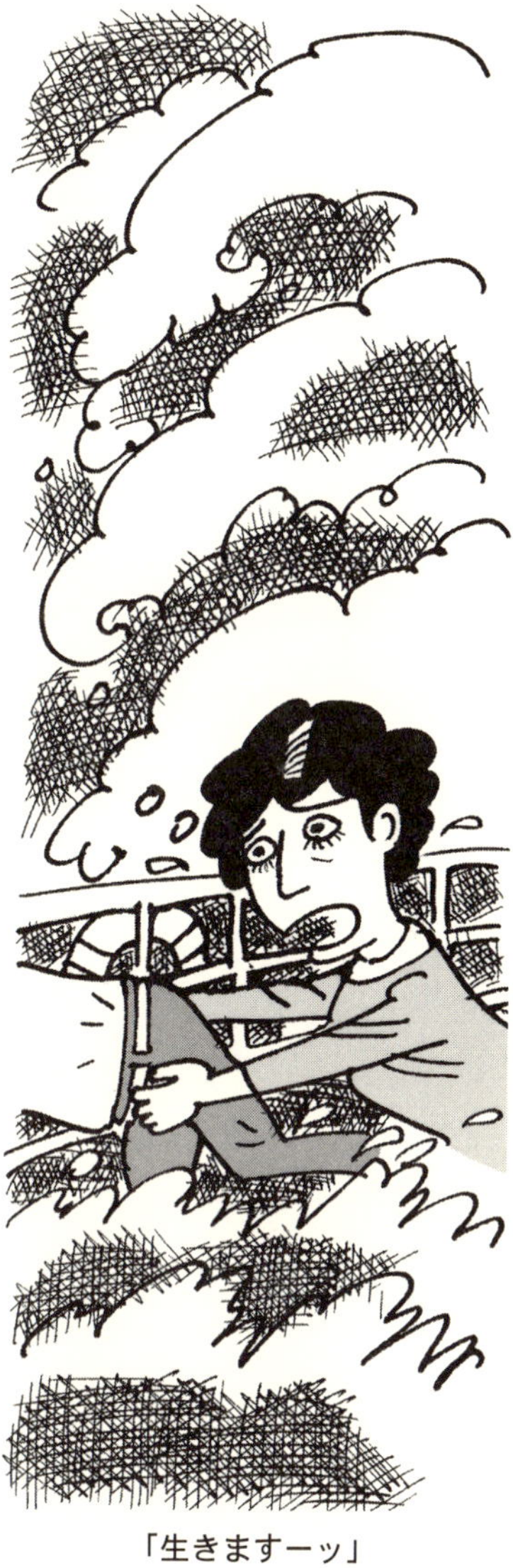
「生きますーッ」

「きついこと言ってごめんなさいね。よく判ってくれてありがとう。どうしてボクを死なせたいことなんかあるものですか。元気に生きようねえ」

こうして、雨と涙で心身共にすっかり浄められ、フト気が付くと、何時の間にかあの真っ黒い雲は雲散霧消し、波静かな晴天に変っているではありませんか。夢のような数十分が過ぎて間もなく岩屋に着きました。

私は、この旅行に出かける前に、息子のズボンのベルトを新しいしっかりしたものにとりかえていたのです。これが、いつもの古いベルトであれば、甲板から海へ突き出した時に切れて、本当に海に落ちたかもしれません。

しかし、〝絶対ハイ〟を行じ、本当は、決して死にたいなどとは思っていない、過去のつらい思いが一挙に具象化した姿である、とひたすら実相礼拝していたおかげで、このような自然のはからいが起ったのであろうと、本当に有難く思いました。

又、不思議なことは、連絡船上で天候が急変したことです。これがずっと晴天で波おだやかですと、甲板にいる大勢の船客の前で、あのような行動はとれなかったでしょうし、「死ね！」と言って突き出しても、海面まで高い甲板の上からは実感が出ませんが、暗い嵐の中で、雨と大波をかぶったので、恐ろしい実感が出たのだと思いました。

私はこの時、素直にそのままを真剣に生きていますと、天候までがこうして応援し、素晴らしい演出をして下さるものだと感心してしまいました。

これについて、谷口雅春先生の御著『神ひとに語り給ふ』神示講義〈教の巻〉に、第三義の神様に属する自然霊のことが述べられています。（一一二〜一一三頁）

『……天候を左右したり気圧を変化したりする龍神というのがあります。龍とか龍巻とか申しますと、迷信みたいに聞えるけれども、迷信じゃないのです。……既に科学を超えた神秘の世界の出来事であります。……生長の家の「天地一切に調和する」……その心境が自然霊と調和して、自然霊のこころを悦ばすようにして置く必要があると思うのであります。自然界というものは生き物（自然霊）で左右せられていますから、人間の心が感応して左右せられます……』と。（原典は正漢字・旧かな遣い。本書は現在品切れ中）

その後も、当分つらい事が去来しましたが、息子は二度と死について口に出すことはなく、自殺の問題はこうして卒業させていただきました。

◇〝明日死ぬと思え！〟

中学生の後半にもなると、更に爆発し、家庭内暴力は勿論のこと、学校でも外部でも随分困った問題が続き、何度かパトカーのお世話になりました。

その度に母親の私の非を反省し、形に現われたらこれで消えるのだと感謝し、ひたすら実相直視《じきし》と、神様を呼びつづけていました。

するとある日はパッと良い子の姿があらわれるので、

「ああ、これで本物が現われた、やっぱり神の子、本当はすばらしいなー」

と安堵したかと思うと、翌日はまた困った様子があらわれる、という繰り返しでありました。

そんな時、谷口輝子先生の、

『良いのも悪いのも一切なし、在るのは神のいのち佛のいのちのみ』

という、神誌（当時の月刊誌）に書かれていた御文章が目に飛び込んできたのです。

「私は間違っていた！　良いのが現われたら実相顕現したとよろこび、悪い姿が出てはがっかりする、これでは現象にとらわれて一喜一憂していたのだ、これからはもうどんな事が起っても心を動揺させずに、実相直視を貫き通すのだ！」

と心に固く誓いました。

「みんなからアホや、バカや、と頭をこつかれてきたのはおっかあのせいや!!」

と激怒して、突然、裁《た》ち鋏《ばさみ》を私めがけて投げつけたことがありました。この時、とっさに、

『実相円満完全!!』

グッと黙念するとどうでしょう。

私の頭が右へ一寸傾いたすきに、顔の左側をかすめて、裁ち鋏は後ろの襖《ふすま》に突きささったのです。

まさに危機一髪、一瞬の出来事で心臓が止まりそうでした。

しかし、私を傷付けるような息子も、息子に傷付けられるような親も本来ないのだ、と唯々念じつづけていますと、

「お母さん、ごめんなさい。僕が悪うございました」

と畳に手をついてあやまったのです。

こんな場合、悪を認めて叱ったり説教しますと、更に興奮してどんな事態を引き起したかしれません。親を金属バットで撲《なぐ》りつけたり、殺したという青少年の犯罪がニュースでとりあげられていますが、私はこのいたましい事件を見る度に、青少年の心の傷の深さと親の対応の仕方に問題があるのではと察しられてなりません。

本人は小学校から勉強は全く理解出来ないまま、荒れ狂う中学時代を中ばにして、とうとう

停学となってしまいました。

私は学校にお詫びし、お世話になったことを感謝したあとは、子供には小言を言わないで、〃神の子は神様が育てていらっしゃるのだから、最も良い時期に、最も良い方法で、この子供にふさわしく育てて下さるのだ〃と又しても全托です。

勉強は勿論のこと、精神状態も安定していないので、高校進学の見込みはなく、こんな有様では将来の見通しは全く立ちません。

脳波に異常棘波《きょくは》があると激しい興奮状態が起るので、専門医からは服薬をすすめられるのですが、本人は全く受けつけないので、ほとほと困っていました。

このような時、宇治練成道場の故藤原敏之《としゆき》先生にお尋ねしたところ、

「あなたはまだ自分の子供だと思っている、神様に返していない！」

と一喝！　私は仕方なく家に帰ると台所に坐り、天井の片隅に向かって、

「神様、一寸出て来て下さい。私はもう息子をあなたにお返ししているつもりですけど、返していないと言われるのです。どうしたら神様にすっかりお返ししたことになるのですか？　もっと私の頭にわかるように教えて下さい。あなたは私の創り主で親様でしょ。あなたの愛《めぐ》し子が困っているのですよ!!」

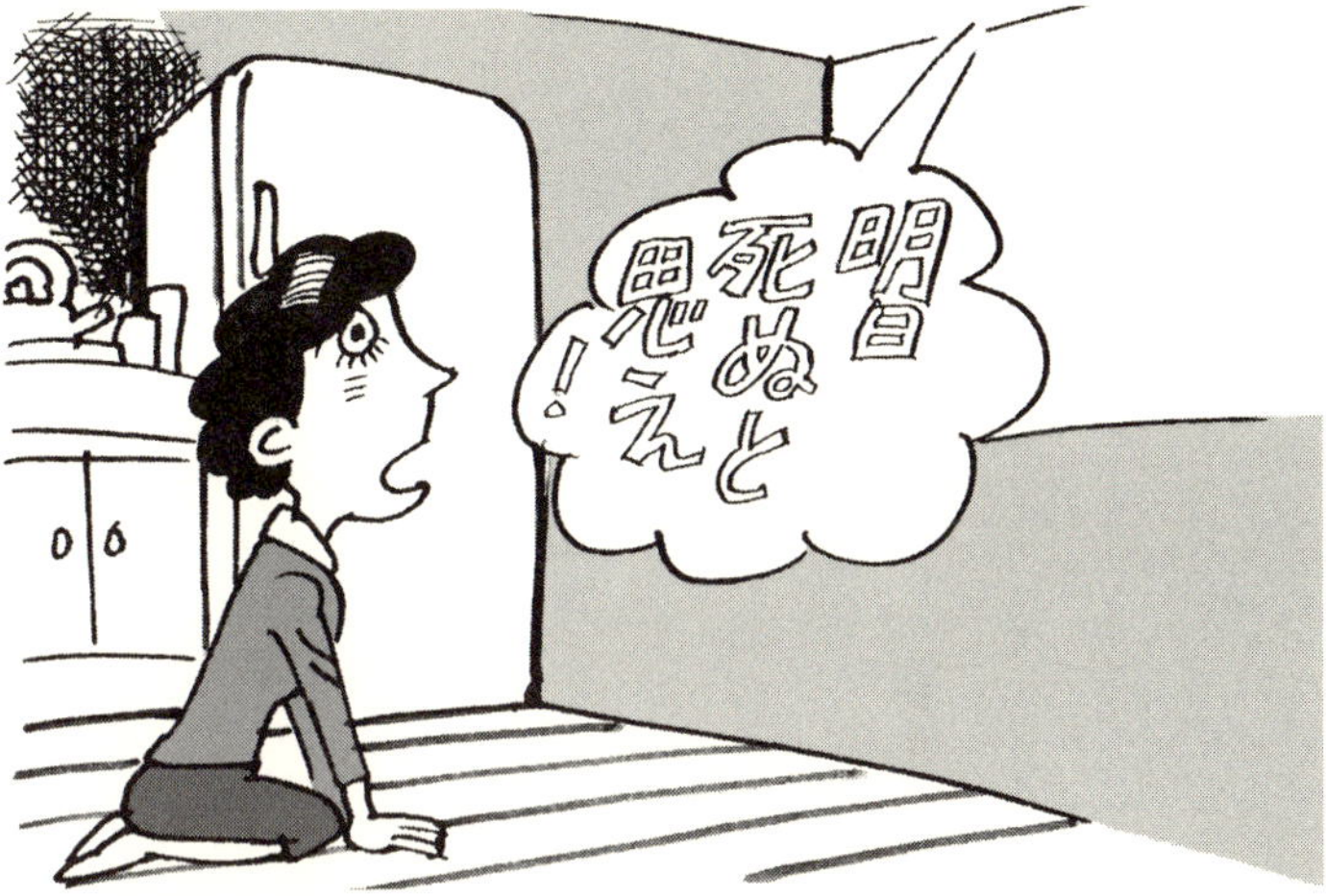

"明日死ぬと思え!!"という神の声で、息子への理屈ぬきの放つ愛へ

と大声でたずねました。すると、どうでしょう。

〝明日死ぬと思え!!〟

天井から大濤《おおなみ》のような声なき声が。私はハッとして、

「神様、よくわかりました。ありがとうございます。先程《さきほど》はまことに不遜《ふそん》な言葉で申しわけございませんでした」

とその場にひれ伏してしまいました。

明日死ぬのだったら、あさっては火葬にしてもう灰です。

明日死ぬのならもう勉強しなくてもよい、進学も、就職も、結婚も、内田家の相続もいらない、病気も治らなくてよい、思う存分したいことをし、あばれるだけあばれたらよいのだ、人様にご

迷惑をかけるのも今日一晩だけだ、と理屈ぬきにすっかり放ち去ることが出来ました。明日生きていると思うから心配したり悩んだり、期待をかけたり、いつの間にか執着していたのです。

それでは子供だけ死なせて親の私が生きていては息子がかわいそうだ、よし、私も明日一緒に死のうと覚悟をきめ、早速死ぬ準備にとりかかりました。

明日他人がお葬式して下さるのですから、タンスの引出しには中に入っている品物の名前を書いて貼り、物のあり場所や財産の寄付先の明細をノートに書き置くなど、明日死ぬと決まれば心配している余裕はありません。

それから今迄お世話になった方々一人一人と、すべての物に事に感謝して床に就きました。

その頃息子は夜通し徘徊《はいかい》しては朝方帰宅していましたが、朝目を覚ましてみると、帰ってきた息子の様子が違うのです。きちっと正坐し、畳に手をついて、

「お母さん、とうとう僕の実相を観てくれるようになりましたね。何という愛深いお母さんの元に産んでいただいてありがとうございます。お母さんの修行はもうそれ位で充分です。もう少し心を楽にもって、体を大事にして長生きして下さい。

あとは僕自身の問題です。まだまだ悪いことをしたい気持が一杯残っています。これは僕が

一生かかって解決していきます」

とこの真剣な言葉には本当にびっくりいたしました。

その日から、〝明日死ぬのだ、今日一日を唯ありがとう〟と私の心が一変し、仕事や家事に精出していましたが、現実にはまだまだ問題が去来します。

そこで私が年とって死にぎわに実相が顕現すればよいと目標を先においていたのですが、もし死にぎわになっても良き姿があらわれなかったら老後親の責任も果さないまま、死ぬにも死にきれないではないか、それではこれも止めて、

〝人間は生き通しのいのちであるから、肉体死後何回か生まれかわった四、五百年位先に実相があらわれて、世界的な大人物になるのだ。その為には私が沢山愛行して徳積みをさせていただくことだ〟

とこのような心境に至った時、やっと安心し、すべてを捨て去ることが出来ました。

3 息子のすること、何でも勉強

◇定時制高校進学

中学校停学後、イライラして落付かない日を過していた息子が、ある日、

「蛍ヶ池にアパートを探してほしい」

と言うものですから、これも素直に受けて、祈りながら次の駅まで歩いたところ、アパートの広告が目にとまりました。

本人が気にいったので部屋を借り、それからというものは、朝九時にお弁当持ちで出かけ、午後五時帰宅といった生活が始まりました。

しかし、アパートでは一日中ゴロゴロして、マンガを見たり切りぬきを貼ったりして、学校も行かずにこんなことをしていてよいのだろうか。

ところがこの時、精神科の先生から、

「頭部外傷後遺症で情緒不安定になっている時に、とてもよい方法を見付け出したものですね。おばあさんとも離れる機会が出来たし、脳が休まってとてもよいことですよ」と賛成されたので、私の不安な思いが一掃されました。

そこで今となっては悩んでいても仕方がない。思いきって私もご馳走をこしらえて、楽しいピクニックのような気持で、週一回の休日にはアパートを訪ね、一緒に寝ころんではおしゃべりをしていました。

誰からも干渉されず、何となくのびのびしている姿を見ていますと、神様が、今はこのような形で子供を育てていられるのだ、と無理矢理にでも感謝するほかありません。

その内退屈になってきたのでしょうか、壁に穴をあけ細い管をつっこんで隣室をのぞき見したり、廊下のはき物をかくしたりしていたずらを始め出したので、管理人から度々苦情を持ちこまれたのですが、誰の注意も聞かないのでほとほと困っていました。

夏も過ぎ秋たけなわとなり、〝若者が一体いつまでこのような生活を無為に過すのだろうか〟

やがて冬も終ろうとした頃、空家になっていた私の家を求める人があらわれ売却したところ、新住居を買いかえるのであれば三千万円の税金控除《こうじょ》がありますが、そうではなかったので控除は全くなく、千五百万円を納税しなければならないのです。知人のすすめで専門家に相談をか

けていたところ、

「お母さん、その税金は何に使われるの？」

「学校のいろいろな設備や道路の整備など、公共のことに使われるのよ」

「へー、それやったらお母さんがそのお金を持っていても何の役にも立たん。控除してもらうなんて思わずに、思い切ってきれいに納めたらどうや。その方がよっぽど世の中の役に立つのと違うか？」

何という素晴らしい言葉だろう。幼時《ようじ》より、理解力、判断力がにぶく、学力が低下したまま、問題児として扱われてきていた息子が、こんな正しい考え方をしようとは。

浅はかな私の考えがはずかしくなり、千五百万円の税金は感謝をこめて納めさせていただく決心をしたのでした。

その時です、電話がけたたましく鳴り、

「お宅の息子さん、その後どうしていますか。大阪府立桜塚高校定時制の入学願書受付けが明日午後七時が最終ですから、明日中に大急ぎで書類を揃えて申し込みなさい」

と、蛍ヶ池公民館館長さんからでありました。

ここは、私が以前に老人大学の健康講話をさせていただいたことがあり、その時に息子の事情を一寸お話ししてあったのを覚えていて下さったのです。

多額の税金を、尊い気持で納入の決意をしたその時、金銭にかかわらない大きな御褒美を頂いたのでした。

まさに、〝与えよさらば与えられん〟の法則通りです。

「僕も高校へ行けるのか!! 嬉しいなー。ありがとう。一時はどうなることかと心配してたんや」

と、息子のよろこびようは大変なものでした。

「僕ね、入学試験のテストは出来なかったけど、作文は『春待つ心』という題で、書いたので、あれで合格になったと思うわ」

〝春待つ心〟

何と素敵な題を考えついたことでしょう。それに詳しく話してくれる内容は、形容詞の使い方といい、希望あふれるほのぼのした文章に感心しました。表面の姿はどのように不完全であっても、過去にどんな心身の障害があったとしても、内には無限の可能性が既にそなわっていて、適当な時期に発芽し開発されてくるものだということを、しみじみと味わわせていただきました。

試験中は待合室で、校長先生をはじめ学校全体に、又、ご先祖や両親、一切の人、物、事に感謝の聖経読誦をさせていただいておりました。

こうして、お世話になったアパートは、丁度一年して自発的に別れを告げ、十九歳の春晴れて高校生の仲間入りをすることになりました。

悦び勇んで新学期が始まりましたが、昼間の学校とは異って、夕方から始まりクラブ活動を終えると十時になるので、電車通学すればよいものを、わざわざ裏山の暗い坂道を一時間がかりで歩くものですから、帰宅がどうしても十一時過ぎになります。

家で祈っていても落付かないので、病院勤務を終えてから、夜遅く山道の神社やお地蔵様に通学安全祈願をしてまわりました。

昼間の学校の経験しかない私にとって、ひっそりした夜の学校の一室で、少人数の授業を受け、暗い山道を一人で帰る息子の姿を見ていますと、何ともいえずわびしく可哀そうでなりません。ところがどうでしょう。

「暗い道を歩いていると、心が落付いて脳の具合がよい。夜学は今の自分に丁度ぴったりしてるわ。本当に嬉しいよ。遅くまで起きていてくれてありがとう」

定時制といっても決してやさしいものではなく、府立高校の教科書なので、小、中学校時代、クラスの最後からやっとついて行っていた息子にとって、どうして高等数学が理解出来るようになるのか、アルファベットの字すら書けないのに、高等英語がどうして読めるようになるのか、現実には不可能というほかありません。折角定時制高校に入学のチャンスを与えられたにも拘《かかわ》らず、高校の教科は理解出来ず、非行は再び学校内外にエスカレートしていき、とうとう退学処分となりました。

◇定時制から通信制へ――〝本来の日本の心〟とは

その後、自ら探してきた、毎日夜間に通いの授業がある通信制の高校に通い始めましたが、程度の高い授業にはついて行けなくて、

「お母さんが授業を受けて、レポートも書いて出してほしい。僕は終るまで外で遊んでいるから」

と、こんなことを言うのです。

勉強がわからないからと言って人に押しつけるとはけしからん、腹が立つやらばからしいやらで、あいた口がふさがりません。

しかし、〝一切条件ぬきの絶対ハイ〟ですから、勤務を終えると私も一緒に、一時間半かかっ

て夜の通学を始めました。学校給食のパンと牛乳だけでは体力がもちません。まして深夜の重症患者さんの呼出しにも応じなければならない私です。

そこで、朝の出勤前に作った二人分のおにぎりを通学途上の暗やみの道を歩きながらほおばりました。

私は一日の仕事を終えて疲れているのに、今更何の為にこんなことをしなければならないのかと情けなくなりましたが、こんなマイナスの思いを持っていると病気の原因になっては困るので、思いを変え、

「嬉し、楽し、おにぎりのおいしいこと。五十六歳になって高校に行けるなんて全くあんたのおかげ、ありがとうね」

コトバの力とはえらいもので、急に心が明るくなり、高校生のような若々しい気持に……。するとは裏通りからプーンとおいしそうなイカ焼の匂いがして、それからはイカ焼をおかずにほおばりながらの通学が楽しみになってきました。

腹ごしらえが出来ると心が落付いてきて、赤ちゃんを背負い、女の子の手を引いた若い母親や、ベッド状の車椅子に乗った重い身障者が二人の若者の介助を受けながら勉学にいそしんでいる真剣な姿が目に入り、私は思わず胸が熱くなりました。

ところが廊下や教室には過激な落書が書き撲《なぐ》ってあり、又、授業内容がとても暗いのです。かつて、美しい日本の教育を受け、更に今は「生長の家」の光明思想を学び、明るい感謝の生活を送らせていただいている私には、とても聞くに耐えられず、特に日本の歴史や社会科の時間は気分が悪くなって吐気が催してくる程でした。

幸いなことに息子は外を歩き廻り授業は全く受けていないものですから、純粋な心を傷付けられずにすんだのだと、始めて気が付き安堵《あんど》したことでした。

社会科の時間には、

「教科書は政府の頭の固い年寄りが作ったもので誤っている」

と言って、別の副読本を使用され、これには、

『家族制度とは、のろわれた人たちの集団であって、私達は一刻も早くこの集団より逃れ出なければならない』

等々と書かれてありまして、家族が注意したり説教した為に、子どもが親を殺したというニュースが出ますと、この頃の青少年は、と批難されますが、私は教育内容にも大きな問題があることを痛切に感じました。

この時のレポートの課題が、

「家族制度について、あなたの考え及びあなたの家庭について述べよ」

とあったので、次のように書きました。

「家族というものを、のろわれた人達の集団として捉えておられるこの著書は、非常にしいたげられた酷《きび》しい環境の中で育てられたのではないかと、とてもお気の毒に思います。

確かに昔の家族制度の中では貧しく逆境に育ち、ゆがめられた因襲《いんしゅう》の中で随分苦労された方もあって、その為に家族を恨み、社会や国家までも排斥する気持が一部にみられたのはうなずけます。

しかし本当の家族というものは、父親が一家の中心となって、親は子を愛し、子は親を慕い、親子、夫婦、兄弟姉妹互いにいつくしみ合って生活する、信頼と愛情の交流関係にあり、この家庭が集まってよき社会や国をつくり、ひいては世界平和実現への基礎となるのではないでしょうか。

そして、祖先から受け継がれた家の良き伝統を子々孫々に伝えていくのが、日本の家族制度の美風でありました。

今や戦前戦後の窮乏《きゅうぼう》時代も過ぎ、世界の経済大国にまで発展してきた現在、もはや古いマイナスの面は反省し改善して、いよいよ〝本来の日本の心〟を復活し、明るく手をとり合って前進する時期が到来したのであります!!

次に私の家族のことですが、父は両親が早く他界し、貧乏で他家へ養子にやられた後自力《じりき》で上阪し、苦労努力した反面、とても愛深い人でした。

又、母も非常に貧しく九人兄弟のため、十三歳から口べらしに女中奉公や紡績工場の女工として住み込み、僅かな給金を仕送りし、きびしい生い立ちでしたが、よくもまあ捨て子にしないでくれたものだと言って両親には感謝し、境遇の悪い兄弟の面倒もよくみていました。

その上、自分には子どもが出来ないので、私のほかに親のない子を二人ひきとって育ててくれました。

私も、貧乏で私を手放さねばならなかった実父母と、この養父母に心から感謝しています」

としたためたレポートを提出したところ、

「あなたの言う〝本来の日本の心〟とはどういうことですか」

と、先生からのコメントが……。

何と返事を書いたらよいものか、一瞬ドキッとしたのですが、丁度その時ポストに入っていた「生長の家」誌が何と、

『本来の日本の心とは』

と題した、谷口雅春先生著の特集号であったのです。

とっても驚いて、早速学校に郵送したところ、私のこの度の使命が終ったかのように、「明日からもうあの学校へは行かないよ。お母さん、長い間すみませんでした。ありがとう」とまじめな顔をして息子が言ったものですから、張りつめていた緊張が一度に抜けてしまいました。

子どもが小学生の間は、どこの親御さんも教科書に関心をもったり、授業参観にも度々顔を出されますが、中学生やまして高校生位になってきますと、授業内容が難しくなるので教科書を見たり、授業参観などに足を運ぶことは殆どないでしょうし、親が手出しをすると子どもが嫌がりますね。

そこで教科は勿論、それ以外にもどんなことを教えられているか、ご存知ないのではないでしょうか。

私は息子のお蔭で、現在の高校の授業を全教科に亘《わた》って一学期間受けるチャンスが与えられ、良きにせよ悪しきにせよ現状をつぶさに見聞《けんぶん》させていただけた様々の出来事は、「生長の家の教育」にたずさわる者として、とても得難い勉強でありました。

尚、毎晩学校に着くと、校門の前で、『住吉大神宇宙浄化と学校浄化の祈り』を心をこめてさせていただいていました。

◇禍転じて福に――警察署に伝道

その後自発的に宇治の練成会に出かけたので、やれ嬉しや、今頃は講話か笑いの練習をしてる頃かしらと喜んでいた矢先、京都の伏見《ふしみ》警察につかまっているとの電話を受け、腰が抜ける程びっくり落胆《らくたん》。

病棟廻診途中の出来事なので、主治医が悩み深い顔をしていては患者さんや付添《つきそい》さんに不審感を与えてしまいます。

直ちに思い直して、

「そうだ、これは誰も出来ない伏見警察のブタ箱練成をさせていただいているのだ。これで過去の業《ごう》を消していただいてありがとうございます。うれし楽し」

とやけくそに感謝の心に変え、顔のマッサージをしながら声を出さないで笑いの練習をなし、心を整えてから再び廻診を続けました。

又ある日、重症患者さんの処置を終え、午後十一時頃帰宅の用意をしていると、大阪駅前の曽根崎警察からの呼出しの電話が……。

一日の疲れと空腹とショックで倒れそうになった時、診察机に置いていた『生命の實相』を開くと、『今日の言葉、想念が明日の健康をつくるのである』と。

私は過去に大病をくり返していましたので、落胆していては又病気の種子を播くことになる、と即座に反省し、自分に喝を入れて署に伺いました。

警察官に心からおわびを申し上げ、

「一切の責任は母親の私にございます……」

深々と頭を下げますと、

「ヘエーッ、そんなことを言うお母さんがいるのですか」

「息子の非行の原因は私にあります。よそのお母さんは何と言われるのですか？」

「よその母親はみんな、政府が悪い、社会が、学校が、友達が、ひいてはうちの亭主が悪いと言われるのですよ。あなたのように一切の責任は自分だ、という人は始めてです……」

すると周りに居《お》られたおまわりさん五人が集まって来られて、

「君、さっきから、ヘエーッと、えらい感心した様な声を出しているが、何があったのか」

そこで私とのやりとりを話されると、

「ヘエーッ」

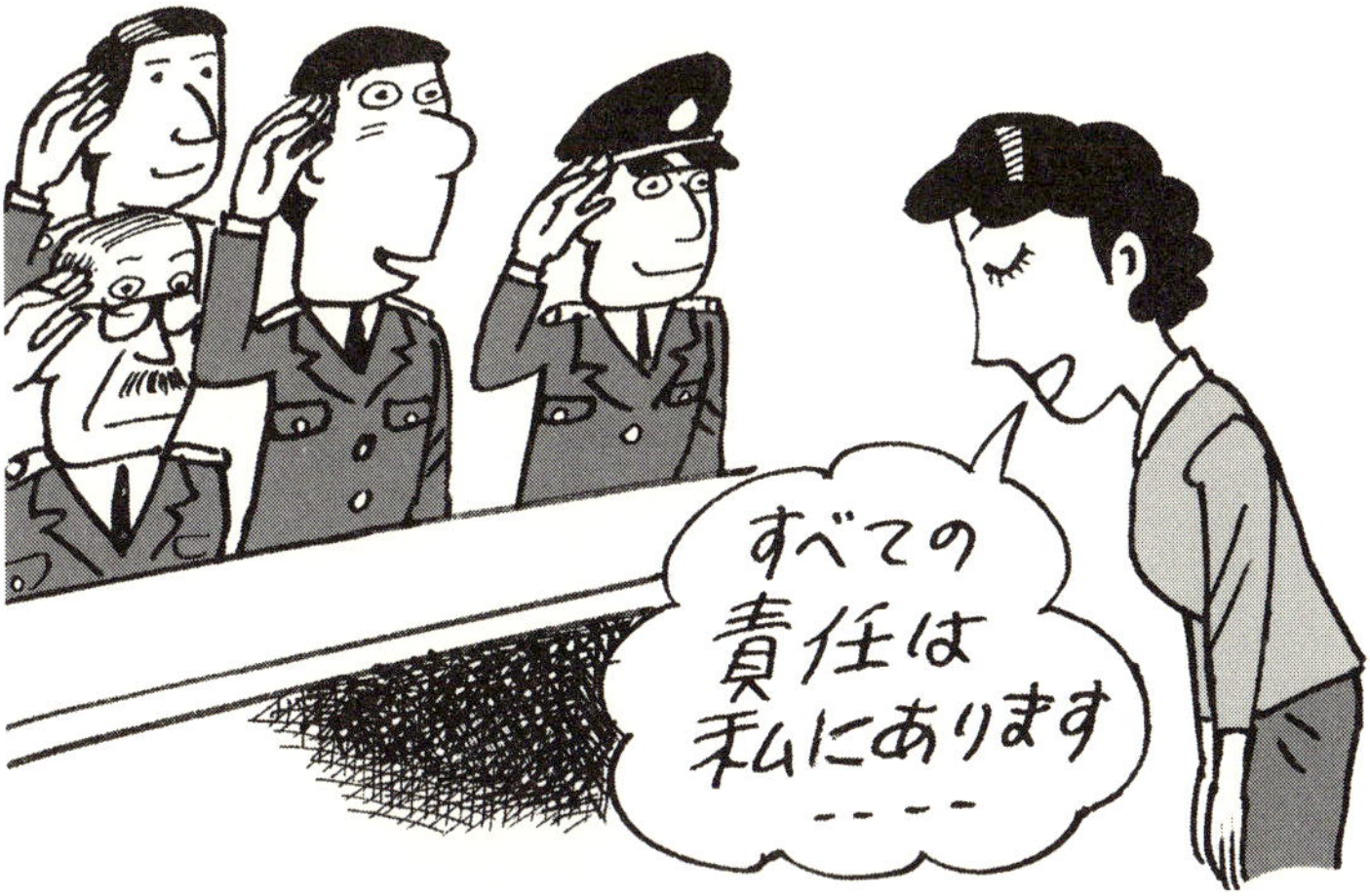

「一切の責任は自分」の言葉に警察官が感動

「ホーッ」

と五人が一様にとっても感心なさったのです。

そこで持っていた聖経『甘露の法雨』と『生命の實相』、普及誌を机の上に差し出して、

「私は今迄母親としての本当の愛情が足りませんでしたので、子供に辛い思いをさせこんなにご迷惑をかけることをしたのだと思います。それで今『生長の家』で〝本当の愛〟の勉強をさせていただいております。よろしかったらどうぞお読み下さいませ」

と丁寧に頭を下げますと、六人のおまわりさんが、急に威儀を正して、

「そんな尊いことが書いてある御本でございますか。それではみんなで読ませていただきます。ありがとうございます」

一斉に敬礼なさいました。

〝一切の責任は自分にある〟との言葉に感心して下さり、この聖典をまだ読んでおられないのに〝尊い御本〟と感じとって敬礼なされるお姿に接した時、

「ああ、日本の警察官はすばらしいな」

と感動いたしました。

禍転じて警察本署に伝道させていただけたよろこびで疲れも空腹もふっ飛んでしまい、夜通し歩いて家に着いたのは午前三時半。

それから一時間仮眠し、バイクを飛ばして早朝行事に出かけた後、一日の勤務が始まりました。

◇工場勤務と新聞配達――何もかも捨て切ったとき

その後、様々な問題がしずまってきたので、やっと祈りがきかれた、とよろこんでいたある日のこと又々警察から午前四時頃連絡が入り、ぼう然となってしまいました。

「脳の傷付いた子がいるのに、母親が、重患だといっては夜中に病院にとんで行ったり、出講で遅くなったりして、バタバタしていては精神が落付かず、いつまでたっても非行がおさまら

ないのは当然、もう病院勤務を退《や》めて家に落付いてやらないと駄目だよ」

と、姉が忠告に来たのはその頃でした。

私はこれを神の声だと思い、自分の子供一人満足に育てられない者が、医師として、生長の家の地方講師として人様の前に立つのはおこがましい、と大反省し、思い切って退職を申し出ました。

子供の頃からの切なる願いで医者になった私ですが、もう聴診器は捨て、明日からは職安にたのんで掃除婦にでもなろう、と文字通り清水の舞台から飛び降りた様な悲愴《ひそう》な決意で帰宅したのでした。医師免許証も地方講師の免状もお返しする覚悟を決め、名実共にすっかり捨て切って、ぬけがらのようにふらふらになっていました。

ところが玄関をあけるや、

「お母さん、今日ね、職業安定所に行って就職を決めてきたよ。履歴書を書いて面接を受けたんだよ。ほら、新しい作業服ももらってきたよ。長い間心配かけてすみませんでした。お母さんが病院勤務で体にこたえるのだったら退《や》めた方がええけど、僕の為にやったら退めなくていいよ。今日一晩ようく考えてね」

なんということでしょう。

何もかも捨て切った時、息子は立ち上がったのです。

そこは自動車の部品下請け会社で、早朝から遅くまで、立ったままのヘドロ作業に疲労をかくしきれない様子ではありましたが、生まれて始めて月給を手にした時の喜びようはひとしおでした。

これに自信を得たのか、かねてから望んでいた新聞配達も申し込み、午前三時起床で、何日もかかって書いた見取図を持って配達先を覚えに歩いているのです。

新聞配達の給金と皆勤手当を頂くや、更にもう一部増して、午前二時四十分起床、七時迄に二百軒の配達を終えてから工場勤務という生活が始まりました。その年は例年にない大雪が続き、坂道で新聞ごと自転車が何回もひっくり返ったそうですが、早暁《そうぎょう》に助けてくれる人もなく、雪と泥で汚れた新聞を何回も販売店に持ち帰り、新しいのを積んで坂道を上《のぼ》って行ったそうです。

その内、バイクで配達すればもっと給金が増えると欲が出てきて、バイクの免許証をとる為の勉強を始めました。

今まで学校の勉強をしたことがないので、交通法規のうすい本一冊覚えるのにそれは苦心の様子で、くり返しくり返し図に書いたり文を書いたりして五ヵ月かかって覚えて受験したのですが、試験場の異様な風景や警察官に恐れをなして落第、翌日からまた猛勉強です。

このように神様は、今の息子に最も適した方法で、目の前に人参をぶらさげて走る馬のように、お給金というお年玉を与え乍《なが》ら勉強の仕方を教えていられるのだなーと、その巧妙さには感心するばかり、その後一ヵ月して自信ある顔で二回目の受験には合格。

「あそこの賢そうな学生や、こっちの立派な紳士もだめやったんやで。成程、何度もくり返し勉強したら理解できるということがこれでよーく判ったわ」

と、とても値打ちのある免許証でした。

これでバイクを乗り廻すのかと思っていたら、「危ないから……」と配達にも乗らないどころか、「勉強の仕方が判ったことでもう満足や」と言って、折角苦心して取得した運転免許証は神棚に供えたままでさっぱりしているのです。

一方、工場では作業服はもとより、下着から皮膚にまで強い刺戟臭《しげきしゅう》の塗料がしみつく酷《きび》しい重労働が続くので健康が案じられましたが、唯々全托し、祈るほかありません。

その頃、同僚が機械にはさまれて入院するという緊急事態がきっかけとなって、自ら退職にふみきる時がきたのです。

この二年間の工場勤務によって、「中学出の人はいつまでたってもヘドロ作業か下働きのままだ、男はせめて定時制でも高校だけは卒業しないとだめだということが、社会に出てみて初めて判った。授業が判らないからといってあばれまわっていては何年経っても卒業出来ない。こんどは真面目に勉強するから復学を頼んでほしい」と数日して真剣な顔で言うものですから本当に驚くことばかりです。

◇復学の意欲を固める

こうして世間を自分の目で見てきた末、復学の意欲を固めたものですから、担任の先生が職場をたずねて息子のまじめな勤務ぶりを確かめられた上、職員会議で復学が許されました。

さて高校三年生に復学はしたものの、それまで満足に教科の勉強をしていないものですから、授業は全く理解できないと言うのも当然。

しかし今回はお尻に火がついています。

『神の子は神様がお育て下さっています。毎日の御守りをありがとうございます』と祈っていますものの、果してどの様にして導かれるのでしょうか。

長い年月、いじめたやつを怨《うら》みぬいてやると、いつも白眼をむいて〝上睛《うわめ》三白眼《さんぱくがん》〟の恐ろしい眼付きをしていましたが、間もなく眼玉が正しい位置に復していることに気付いたのです。

その頃私も午前四時半に起床して、隣り町までバイクに乗って「早朝神想観」の行に通っていましたが、その席で話しますと、

「そら、怨みや呪いやと白眼をむいていたら新聞をポストにちゃんと入れられないわね。まして二百部を定刻までに配り終えようと思ったら一所懸命になるから、モヤモヤした気持はふっ飛んでしまったのよ」

と、みなさんとても感心なさいました。

今回、授業に追いつくために、先ず困難を克服する根性と、物事を正しく視《み》る心と眼までお与え下さるという〝妙なるおはからい〟には本当に感動し、頭の下がる思いで一杯でした。

又本人も、二年間の重労働は、過去のつらい事を思い悩む余裕がなく、早暁の新聞配達は、太陽の昇る前の荘厳な時間で、精神集中力を養うのには最高であったと申します。

◇息子の独学勉強法

復学して数日後思い立ったように毎日本屋に行って、片っ端から小学校の参考書を買い集めてきては、どれを見ても自分には理解できないとぼやくのです。

その内「やっとこれなら判るわ」といって、小学校四年生の算数を毎日何度も図解していま

したが、やがて、

「始めて理解出来た！」

と歓声をあげる日が来ました。

ところがこの出版社は倒産していてこの続きは無いということでしたが、

「これ以外の参考書は読んでもさっぱり判らん。これでないと絶対だめだ！」

と言って、毎日、箕面《みのお》・池田・豊中《とよなか》の三市の書店を尋ね歩いたというのですが、どこにも見付かりません。丁度私が病院勤務を終えて帰宅した時、書店と電話の最中でした。

「お前だな、この間から、この出版社は今無くなって、その参考書はもう作られていないとことわっているのに、何度も何度も電話をかけてくるのは……!!」

「おじさん、僕、どうしてもこの本が入用なんです。すみませんけどもう一度探して下さい」

「もう、仕方がない！　待っていなさい！」

「お母さん、おじさんね、えらい怒ってるけど、今倉庫を探しに行ってくれてるよ」

と息子は何だかニコニコしています。

私は傍《はた》で聞いていて気の毒やら申しわけないやらでハラハラしておりました。やがて十数分して、

「ありました、ありました。あなたが欲しいといっていた、その会社の小五から中三までの五冊の参考書が。粘り勝ちですね。よかったですねえ」

数日して五冊が送られてきました。

「これで大丈夫、全部理解出来ること間違いなし！」

と、鬼の首でも取ったような喜びようで、〝既に成れり〟と断言しているのには驚きました。

〝信じて行動に移す〟この「信」は神に通じ、やがて現象界に写し出されるという真理を目《ま》のあたりに致しました。

それからの勉強ぶりは、新聞配達の必要に迫られて、バイクの免許証をとる為に、交通法規のうすい本を、五ヵ月かかって図示し乍ら暗記した方法が、ここで役立つ時が来ようとは、目先だけではとうてい判らないことでした。

〝子供のすること、何でも勉強〟と「生長の家の教育」で教えていただくことが納得出来ました。

学業は毎日進んでいるのに、本人は小学校のところをコツコツ歩んでいる現状で追いつけるのだろうか？

しかし、如何なる時でも〝神の子無限力〟必ずやり通すに違いない、と念じていますと、や

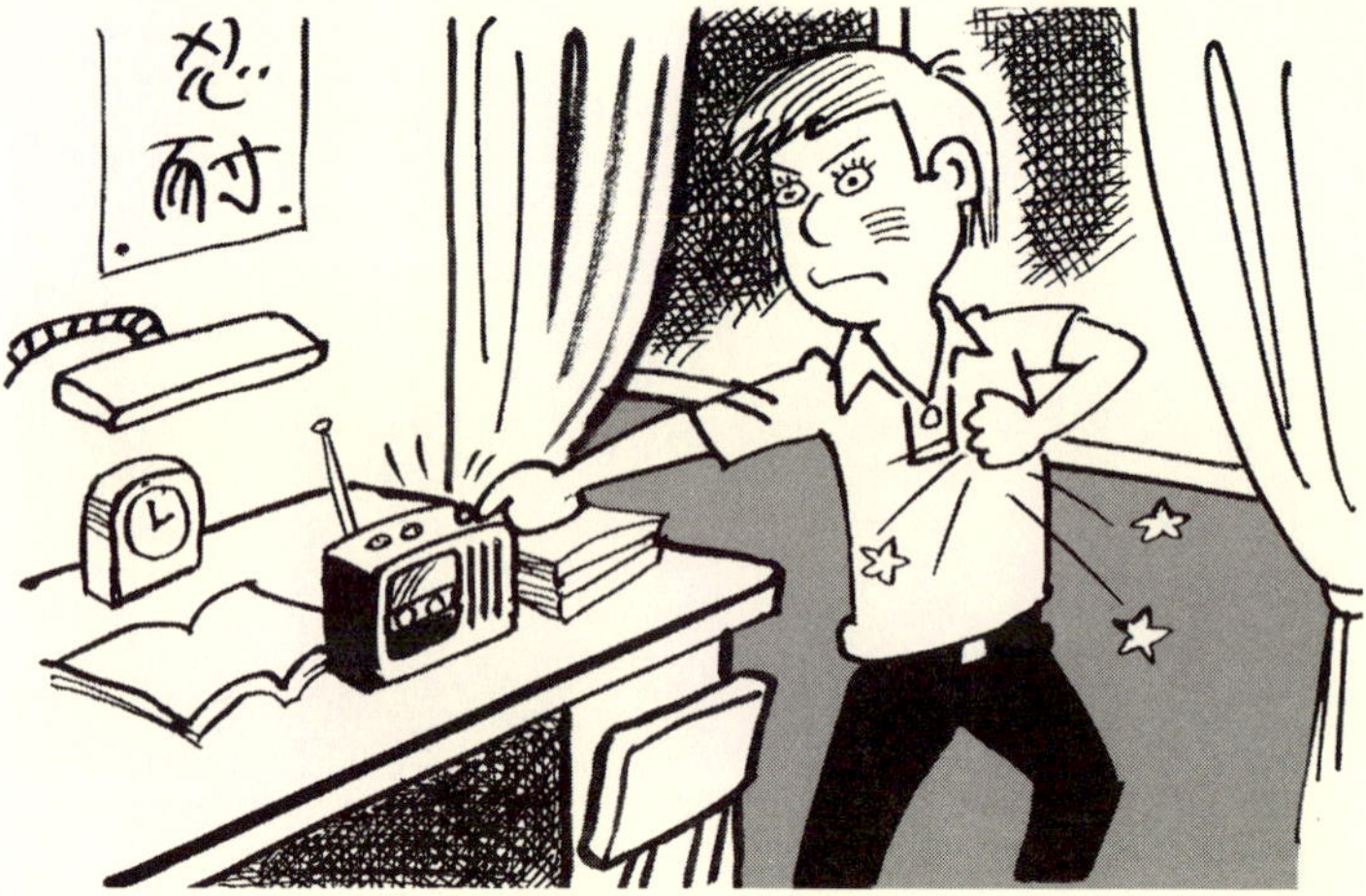

息子の独学勉強法

がて、

「勉強ってこんなに面白いものとは知らなかった。特に数学は面白いね、よく判るわ」

こうして中学の部を仕上げ、遂に高等数学を理解できる日が訪れたのです。

次は英語、アルファベットも満足に書けない現状をどうするかしら、と思っていましたら、新聞配達に出る前に、ラジオの基礎英語講座の録音をセットし、後で繰り返し聞き、英習字も本を買って独学です。続いて『続基礎英語』も理解出来なくても毎日聞いて耳を馴《な》らしている内に、遂に高校三年生の授業に追いつきました。この頃は、ぶっ通しに机にかじりついていましたが、理解出来る悦びで、体はますます快調の様子です。

七年間の早朝新聞配達によって養われた集中力

と忍耐力が、最後の二年間に全教科に発揮されると共に、四キロの徒歩通学でも足腰がきたえられたようです。

その頃は、私の病院勤務も重症患者さんが多くて帰宅はいつも遅くなっていましたが、息子の下校が夜の十一時頃になるので、安心して超過勤務することができました。

やがて学年末の懇談を迎えましたが、私の前に担任の先生が差し出された通知表を見て、一瞬、

「これはうちの子供のではありません」

とお返しした処《ところ》、先生は又、私の前に差し出され、

「これは内田君のですよ」

と大きな声で言われるので名前を見ると、確かに息子のものでした。

「ヘエ!! これは本当ですか？ 今迄ずーっと十点や二十点ばかりだったんですが」

「ヘエ!! そうしたら前のことは本当だったのですか。前の受持の先生から、非行のことや成績の悪いこと等引き継ぎの時に聞いていましたが、今は真面目でハキハキしてよく出来るので、以前のことは何かの間違いだと思っていたのですよ。ホーッ、これは全く奇蹟ですね」

先生も私もただ驚嘆の声をあげるばかり。

職員室でこの光景を見ておられた他の先生方も、二人の声を聞いて周りに集ってこられて、祝福して下さいました。

息子の神性を拝み、ひたすら御教えを実行させて頂いたお蔭で、精薄状態で最下位であった息子に無限力の芽が出始め、全科目九十点以上の好成績で、二十五歳の春とうとう念願の高校卒業証書をいただくことが出来ました。

4　息子の転機

◇肝炎

話は少し後もどりするのですが、あるとき息子が体の不調を訴え、盛んに体がだるいだるいとのたうちまわっているので、血液検査をしてみますと、肝機能が悪化し、検査ではＧＯＴ６００、ＧＰＴ７００にもなり、体にブツブツがいっぱい出来だしました。

午前二時四十分起床で、二百軒の朝刊配達のあと、そのまま夜まで工場に勤め、夜は通学、日曜日はダイハツのアルバイトといった肉体労働を休まずにフル回転してきたので、疲労がたまって臓器障害を起すのは当然でした。

今までにも、全力投球も程々にして、朝刊配達と学校だけにするよう何度か注意したのですが、親の忠告は全く受けつけないので、本人の気のすむまでやるしか仕方がありませんでした。

涙をのんで工場は退職しましたが、朝刊配達と定時制高校は続け、入院は勿論拒否します。

その後検査結果は一時軽快したかに見えましたが、折から連日の積雪や雨で新聞配達はずぶぬれが続いて相当難航し、検査成績が再び悪化し始めたのに驚いた息子は、一時新聞配達も中止するに至りました。

最近になってやっと、苦しいながらも働くよろこびを感じとっていた矢先のこととて、

「何でこんな病気になったんやろう。僕は運が悪い。何かに打ちこもうとするとストップになる！」

と、大変落胆し不満をぶちまけていましたが、やがて、

「あれが悪かったなー、これもやり過ぎたなー、精神病院入院中に強い薬も沢山注射されたし、ラーメンや缶ジュースも飲み食いし過ぎたし、悪いことばっかりしてきたから病気になるのも当り前や……。

それでもお母さんがお医者さんやから、正しい食事を作り、養生の仕方も教えてもらえてありがたいなあ」

と、ようやくにして自ら反省し、苦しいながらも感謝するようになってきたのでした。

「お前もよくがんばったね、大したものね。だけどやり過ぎたら体さんも困るんだよ。まあまあ、あちらを向いてごらん、お母さんがあんまをするとよくなるから」

と、背中や腰をさすってやりますと、いつの間にか眼を真っ赤にして涙ぐんでいました。

病気というものは長い間の精神的ストレスと偏食が重なって、新陳代謝を歪め細胞を変性させて具象化させた姿ですから、病気があらわれた時は、心を落付けて、暫く時期を待っている内に必ず自然に治っていくものです。私は何度も自分の病気を克服してきた経験がありますが、肝臓という実質臓器が傷付いて慢性化したものは、急に治れといっても無理な話で、過労を避けて、一歩一歩前向きに進むのが自然療法であります。

丁度その頃、早朝神想観のあとで、谷口雅春先生の御著『維摩經解釋』の輪読をしていた時、ハッと気付かせていただく項がございました。二四〇頁から、

『……だから症状があらわれたら治りつつあるといっても好いのであります。ですから人は心が曲っていましても必ずしも病気がすぐ起る訳ではないのであります。（中略）それはお盆が曲ったままじっとしていても、水が静かにしているのと同じであります。或る機会が熟して、これが真っ直ぐになった時に、初めて水がぴちゃんぴちゃんと波打ち騒いでから水平になるように、病気に現れてから、その不自然な相《すがた》が消えようとする訳であります』（原典は正漢字・旧かな遣い）

とお書き下さっています。

お盆の水が水平になるということは、息子の心が既に水平に平静になった為に、言いかえると、過去のすさんだ心が去って、傾いていたお盆が平らかになった為に病気があらわれたのです。

普通の病気でも、バタバタして気が張っている時には夢中で過していますが、用事が片付いて一段落してほっとした頃にあらわれるものです。

ほっとした、ということは〝心が平静になった〟ということですね。

ストレスいっぱいの気持であったのが、正しい姿に還るところの自壊作用として病気が今あらわれているのでして、病気になって困った、心配だ、というのではなく、治る過程であるから有難いのです。

これは世間で言われている常識を超えた〝超常識〟であります。私の心配はすっかり悦びに変りました。

翌日息子に催促されて検査してみますと、あれ程悪かった肝臓機能検査成績が、何と全部正常値に復しているではありませんか。

余りの急転に、私は狐につままれたようで、まだ実感とならない程でした。母子の念はかくも直通であろうとは……。

これは善念でも心配の思いでも同様でありまして、たとえ一寸した心配でも、相手を見えない心の糸で縛って新陳代謝機能に障害を与えることになりますので、私たちは常に善き想念をもつことが如何に大切であるかがわかります。

この度の出来事は、聖典『維摩經解釋』に感動した母親の私の心が子供に感応して、子供の血清化学検査の上に明確な数字として証明された貴重な体験でありました。

◇夢のような毎日

谷口雅春先生は御書翰《しょかん》の中に、

『生命の實相と申候《もうしそうろう》事は、此の世界が、此儘《このまま》神の国であり、人間は其儘《そのまま》神の子なりと申事に候、観ずればそれが現るるものに候観ぜざれば現れる事なし　さればこそ心を静めて實相を見よと申すに御座候（後略）』

そして、現象にどんな悪があらわれていても、何《いず》れも神様のお造りになった本物ではないから、気にかけないで唯完全円満な相《すがた》のみを心でじーっと観つめていれば、結局は本物が現われるのである、と説かれています。

ここに〝人間は其儘神の子なり〟ということは、唯物主義の人も、何宗何派の人も、黒人も白人も黄色人種も、又、問題児優秀児の別なく、本当はみんな〝神の子〟だということなのですね。

親の私が至らなかったために子供の生い立ちに問題が起り、幼くして交通事故にあい、いじめや、戦後の唯物的偏向教育などで、随分辛いことを一杯心の中に抑えていたのが、中学校一年生頃から爆発し、

「お母さんが邪教を信じやがるから、僕の頭の中で良いのと悪いのがケンカして、頭が変になるのや!!」

とどなり出したのです。

私が生長の家の教えにふれて真理に目覚め、明るく仕事や家事に精を出し始めたものですから、暗かった私の過去との差が余りにはげしく急変したので、

〝良いのと悪いのが頭の中でケンカする〟

と言うのも成程と思われました。

これは信仰の〝沸騰《ふっとう》現象〟である、とかつて故徳久克己先生が講話なさっていたことがありました。

私は息子の暴言を素直に受け、畳に頭をつけて心からあやまりました。

「この世界最高の完成された教えを、あんたから邪教だと言われるのは、お母さんが邪教的な行いをしていたのに違いない。これは教えに対しても、あなたに対しても申しわけありません」と。すると翌朝、

「お母さん、昨日は本当にすみませんでした。今まで僕が全部間違っていました。『生長の家』は世界最高の完成された正しい教えです。お母さんは決して邪教的な行いはしていません。お母さん程正しく教えを学び、実行している人はありません。本当にごめんなさい」

真剣な顔で深々とひれ伏しました。

表面では暴言を吐いていても、心の中では私の心の底をちゃんと見抜いているのです。そして未だ教えを勉強していなくても、潜在意識のその奥の超越意識では、正しい教えであることを直感していることがわかりました。

しかし一方では自壊現象がエスカレートしていくばかり、二十歳になれば、二十五歳に、いや三十歳位になれば落付くかしら、とかすかな期待をもっていましたが、悉《ことごと》く水の泡です。仲々〝放つ愛〟というのは容易ではありません。

最終的には私の行として、夜、時間を決めたご先祖供養の一年間実行を決意したのです。

毎日用事があるのに時間を決めるのはたやすいことではありませんが、三ヵ月もすると馴れ

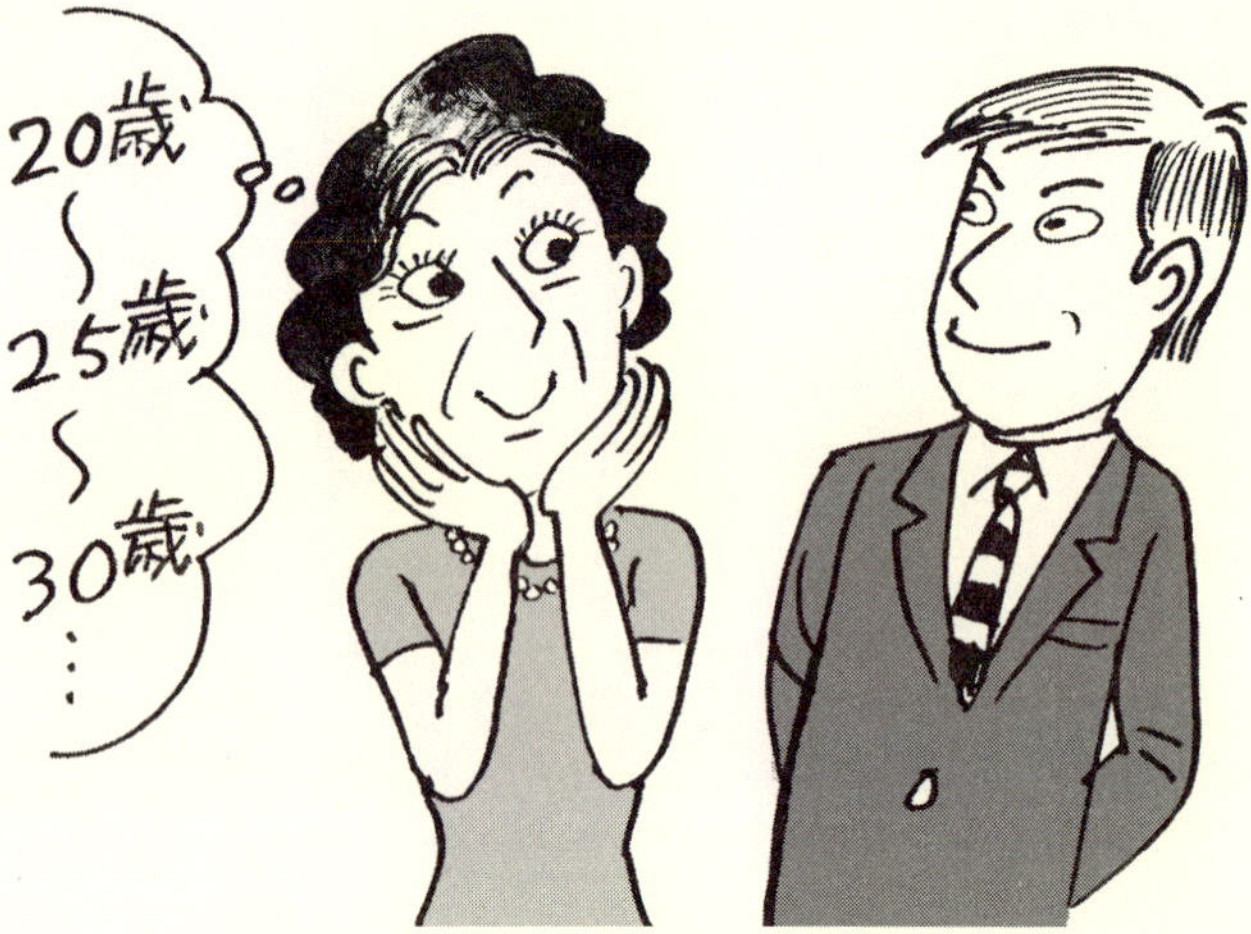

息子への"放つ愛"を行じた著者の数十年

てきて自然に行えるようになってきます。すると丁度一年目に、

「僕が先祖供養の先導をしたら、ご祖先がよろこばれるのと違うか。式次第を書いてほしい」

と言ったのには驚きました。

そして数日後、あの阪神大震災が！

「お母さんの平素の信仰姿勢と、僕の生活態度が、二人の部屋に歴然とした差になってあらわれている。この地震は僕に対するお気付けや。これで僕の心が変らなかったらこの地震様に申しわけない！　目に見えない神仏の御加護のあることがよーくわかった」

大地震によって、今世で息子の心にこのような大転換が起ろうとは、全く〝自然霊〟の御導きとしか考えられません。

「天災」は「天済」、まさに〝天の救済〟でありました。

その後、惨憺《さんたん》たる部屋の山のようなゴミと悪書には、聖経『甘露の法雨』を読誦してから廃棄処分を始め、数ヵ月かかって彼の部屋は見事に生れ変りました。

「あんな悪書を読んでいては気が狂うのも当然や」

と、それからは長年拒絶していた『生命の實相』頭注版全40巻、『真理』全巻を始め、聖典を次々と読破しました。やがて、『私の日本憲法論』と『限りなく日本を愛す』（何れも谷口雅春著・日本教文社刊。『私の日本憲法論』は現在品切れ中）を拝読するに及んで、

「学校では日本の国のマイナスのことばかり教えられて、本当の日本のことを知らなかった！くやしい！」

と声をあげて泣き出したのです。

又、長年盗んで部屋にためていた沢山な品物も一軒一軒返して遂に完了。

「おばさんに叱られるかと思ったら、よく返しに来てくれたねえとほめられたわ」

この盗品のことも、始めの頃注意しても聞き入れないので、必ず自分から返す日が来るに違いない、と信じてそのままにしていましたら、遂に十数年してこのような日が訪れようとは。

余りの変貌ぶりはまだ実感とならず、その後も夢のような毎日が続いております。

幾年のすさびし心静まりて息子の笑顔新緑に生《は》ゆ
「お母さんが祈りつづけてくれたから」としみじみ語る今宵《こよい》うれしも
息子は子供の頃から「マンガ家」の夢をもち、独学の傍ら東京の出版社に投稿していましたが、何れもだめでした。

私は専門学校で基本的な絵の勉強が必要だと思うのですが、本人は自分には素質があるのだ、と専門書で独学をつづけています。

やがて俗悪マンガの流行する時代が去って、神話とか真理を若い人達に伝える為に、そのようなマンガ家の必要な時代が来ればよいのに、本人の過去の体験や真理の証しをストーリーにしたならば材料は沢山あるのですから、きっと人様のお役に立って、いつの日か、

〝禍転じて福になる〟

となれば生き甲斐も出てくるのでは？　と秘《ひそ》かに楽しみを描いているところです。

それは今世でなくても、次世でも後世でもよいのです。

『医師として　母として』（完）

医師《いし》として母《はは》として

初版発行――平成一五年八月二日
五版発行――平成二四年二月一日

著　者――内田久子（うちだ ひさこ）〈検印省略〉

発行者――岸　重人

発行所――株式会社　日本教文社
東京都港区赤坂九―六―四四　〒一〇七―八六七四
電　話　〇三（三四〇一）九一一一（代表）
〇三（三四〇一）九一一四（編集）
ＦＡＸ　〇三（三四〇一）九一一八（編集）
〇三（三四〇一）九一三九（営業）

頒布所――財団法人　世界聖典普及協会
東京都港区赤坂九―六―三三　〒一〇七―八六九一
電　話　〇三（三四〇三）一五〇一（代表）
振替＝〇〇一一〇―七―一二〇五四九

組　版――レディバード
印　刷――東港出版印刷株式会社
製　本――牧製本印刷
装　幀
イラスト――永井郁
乱丁本・落丁本はお取り替え致します。
定価はカバーに表示してあります。

ISBN978―4―531―06388―8

生長の家の信仰について

谷口清超著

あなたに幸福をもたらす生長の家の教えの基本を、「唯神実相」「唯心所現」「万教帰一」「自然法爾」の四つをキーワードに、やさしく説いた生長の家入門書。 ¥1200

一番大切なもの

谷口清超著

宗教的見地から、人類がこれからも地球とともに繁栄し続けるための物の見方、人生観、世界観を提示。地球環境保全のために、今やるべきことが見えてくる。 ¥1200

「ありがとう」はすばらしい

谷口清超著

父母への感謝をテーマに、「ありがとう」が招く幸運を詳解。感謝の言葉や気持ちがどれほど人間関係の潤滑油となり、明るい社会や、家庭を築く力となるかを示唆した、待望の人生論。 ¥960

新版 光明法語〈道の巻〉

谷口雅春著

生長の家の光明思想に基づいて明るく豊かな生活を実現するための道を1月1日から12月31日までの法語として格調高くうたい上げた名著の読みやすい新版。 ¥1600

人間無病の原理 谷口雅春著作集5

谷口雅春著

人はなぜ治るのか。それは内なる生命力が、本来無病の姿に立ち還ろうとする力による。本書は、徹底して病いの根本原因に迫り、それを無に帰せしめる原理と方法を詳述した福音の書。 ¥1580

新版 心と食物と人相と

谷口雅春著

正しい食生活は心を浄化し、よき心の状態はあなたの容貌に表れて明るい人生をもたらす。肉食の霊的弊害や、著者独自の観相法を紹介し、心身の健康と幸福への道を実際的に示したロングセラー。 ¥1400